D1620702

Mit freundlichen
Empfehlungen
überreicht durch

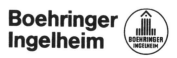

Boehringer Ingelheim

Ljiljana Verner, Michael Hartmann,
Wolfgang Seitz (Hrsg.)

Delir und Delirprophylaxe in der Intensivmedizin

Eine Standortbestimmung

 Steinkopff Verlag Darmstadt

Anschrift der Herausgeber:
Dr. Ljiljana Verner
Dr. Michael Hartmann
PD. Dr. Wolfgang Seitz
Zentrum Anästhesiologie der
Medizinischen Hochschule Hannover
Abteilung 1
Konstanty-Gutschow-Str. 8
3000 Hannover 61

CIP-Titelaufnahme der Deutschen Bibliothek

Delir und Delirprophylaxe in der Intensivmedizin : eine
Standortbestimmung / Ljiljana Verner ... (Hrsg.). – Darmstadt :
Steinkopff, 1991
   ISBN-13:978-3-7985-0880-4   e-ISBN-13:978-3-642-85416-3
   DOI: 10.1007/978-3-642-85416-3
NE: Verner, Ljiljana [Hrsg.]

Satzherstellung: Mitterweger Werksatz, Plankstadt

Geleitwort

Entzugserscheinungen nach jahrelangem Drogen- und Alkoholabusus entwickeln sich nach sehr ähnlichen pathophysiologischen Mustern und sind in ihrer Entstehung oft schwierig zu deuten. Sie äußern sich vorwiegend in vegetativen Reaktionen, die meist den initialen Wirkungen entgegengesetzt sind. Ihre Intensität ist je nach Substanz, Dosis, Darreichungsart und Dauer der Anwendung unterschiedlich.

Toleranzbildung und die Entwicklung einer Abhängigkeit nach chronischem Alkoholmißbrauch erschweren die Betreuung von Patienten vor allem in der postoperativen Phase. Angesichts der steigenden Anzahl alkoholabhängiger Patienten in unserer Gesellschaft kommt daher der Prophylaxe und Therapie des Alkoholentzugssyndroms bei gegebener Operationsindikation wachsende Bedeutung zu.

Das ständig zunehmende Interesse an präventiven Maßnahmen führte im Februar 1990 Experten in Hannover zu einem Symposium zusammen, das der Diskussion gegenwärtiger und neuer Aspekte der Delirtherapie und -prophylaxe gewidmet war.

Die in dem vorliegenden Kompendium zusammengefaßten Beiträge geben einen Einblick in die Klinik und Pathophysiologie des Alkoholentzugsdelirs. Darüber hinaus werden wichtige Fragen der Pharmakologie und Pharmakokinetik behandelt und praktisch-therapeutische Konsequenzen aufgezeigt.

Eine orale Alkoholmedikation ist wohl bei kleineren Eingriffen in speziellen Fällen erfolgreich, darüber hinaus gilt es jedoch, dem Therapeuten ein angemessenes medikamentöses Konzept zur Delirprophylaxe und -therapie an die Hand zu geben.

Im Mittelpunkt des Interesses steht derzeit die Beeinflussung der Entzugssymptome bei Alkoholabhängigen durch Gabe zentral wirkender α_2-Stimulanzien. Besondere Beachtung findet der α_2-Agonist Clonidin, der ohne Bewußtseinstrübung die Überaktivität des Sympathikus dämpft. Einige Arbeitsgruppen haben Clonidin in unterschiedlichen Kombinationen bei Intensivtherapiepatienten zur Therapie und Prophylaxe des Abstinenzsyndroms eingesetzt und gute Ergebnisse erzielt. Nebenwirkungen sowie Angaben über die Dosierung des Clonidins werden in Einzelbeiträgen dieses Buches ausführlich erörtert, Vorteile gegenüber den bisher eingesetzten Pharmaka präzisiert.

Den Erfolg dieses Symposiums verdanken wir den informativen und interessanten Beiträgen der Referenten und Diskussionsteilnehmer. Ich hoffe, daß die Leser dieses Buches den dargestellten Ergebnissen zahlreiche Anregungen zur Verbesserung der täglichen Routine entnehmen können.

Hannover, im Oktober 1990   E. Kirchner

Inhaltsverzeichnis

Der alkoholkranke Patient auf der Intensivstation

W. Seitz

Zentrum Anästhesiologie, Medizinische Hochschule Hannover

Der chronische Alkoholmißbrauch verursacht ebenso wie der Mißbrauch von Medikamenten und der Konsum harter Drogen in unserer zivilisierten Welt große gesellschaftspolitische Probleme. Die allgemeinen Folgen der Drogenabhängigkeit sind dabei einander weitgehend ähnlich. Meist äußern sie sich als Störungen intellektueller Funktionen. Später, in einer für den Abhängigen nahezu aussichtslosen Situation, können alle moralischen Maßstäbe verloren gehen.

Während die psychosozialen, wirtschaftlichen und berufsbedingten Defizite, wie berufliche Unzulänglichkeit und Überforderung, zunächst nur den jeweiligen Konsumenten treffen, wird jedoch auch die Gesellschaft nicht nur durch den Verlust der Arbeitskraft, sondern vor allem durch die finanziellen Folgekosten belastet, die die gesundheitlichen Auswirkungen der eingangs erwähnten Substanzen nach sich ziehen. Nach der Definition der WHO werden Personen als Alkoholiker bezeichnet, die

1. große Mengen Alkohol länger als ein Jahr konsumieren,
2. die Kontrolle über das Trinken verloren haben und
3. körperlich, psychisch und in ihrer sozialen Stellung geschädigt sind.

In nahezu allen Bereichen der Medizin werden Ärzte und Pflegepersonal beinahe täglich mit den Folgen des Alkoholmißbrauchs konfrontiert. Zunehmend häufiger sieht sich auch der auf der Intensivstation tätige Arzt vor die Aufgabe gestellt, schwerkranke Patienten mit chronischem Alkoholkonsum zu betreuen.

Eine retrospektive Auswertung unserer Patientendaten ergab, daß der Anteil der intensivmedizinisch betreuten Patienten mit chronischer Alkoholanamnese in unserer Klinik in den letzten fünf Jahren (1985–89) gegenüber früheren Zeiträumen (1980–84) um etwa 30 Prozent zugenommen hat.

Besonders hoch war der Anteil der Gewohnheitstrinker unter den Patienten, die wegen eines Mundbodenkarzinoms oder eines Ösophaguskarzinoms behandelt werden mußten. So konnte bei 92 Prozent der Patienten mit Mundbodenkarzinom und 61 Prozent der Patienten mit Ösophaguskarzinom ein exzessiver Genuß der Noxe Alkohol anamnestisch gesichert werden (36; Abb. 1).

In diesem Zusammenhang ist anzumerken, daß der Einfluß exogener Noxen auf die Entstehung bösartiger Geschwülste bereits von Virchow klar erfaßt wurde. Die Inzidenz von Karzinomen des Ösophagus, Larynx und Oropharynx steigt bei einem Alkoholkonsum von 80 g pro Tag um den Faktor 8, in der Kombination von Rauchen und Alkohol sogar um den Faktor 44.

Retrospektiv können wir den Anteil der Patienten mit chronischem Alkoholabusus bei den Patienten mit Mehrfachtrauma auf etwa 15 % beziffern. 12 Prozent der polytraumatisierten Patienten (Abhängige und Nichtabhängige) hatten zum Zeitpunkt des Unfalls Alkohol im Blut. Von den Suizidpatienten waren diejenigen, die bei ihrer Suizidhandlung ‚harte Methoden' wählten – beispielsweise Stürze aus großer Höhe – zu 40 % der Droge Alkohol zugetan.

1

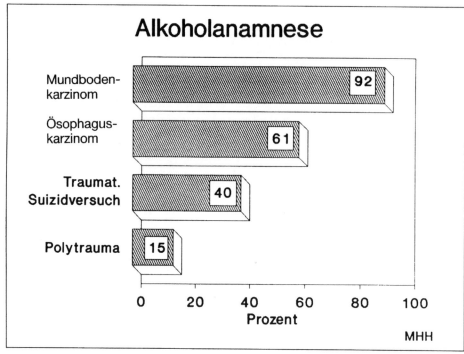

Abb. 1. Alkoholabusus bei beatmungspflichtigen Intensivpatienten

Der exzessive und ausdauernde Genuß der Noxe Alkohol führt zu vielfältigen Funktionsstörungen und Organschäden, die die postoperative Therapie – nicht zuletzt die Intensivtherapie – weiter erschweren.

In der operativen Medizin wird die an sich schon schwierige postoperative Phase zudem durch den oft plötzlichen Entzug von Alkohol mit zusätzlichen Risiken belastet. Gerade nach ausgedehnten Eingrifen, an die sich eine Phase der Nachbeatmung anschließt, kann ein einsetzendes Alkoholentzugsdelir zu erheblichen Komplikationen führen, die bisweilen das gesamte Operationsergebnis in Frage stellen und den Krankenhausaufenthalt verlängern. Der Prophylaxe des Alkoholentzugssyndroms kommt daher bei gegebener Operationsindikation und Verdacht auf Alkoholabusus ein besonderer Stellenwert zu.

Der vorliegende Beitrag informiert über Pathogenese und Verlauf des Delirium tremens sowie wesentliche pathologische und pathophysiologische Aspekte des chronischen Alkoholmißbrauchs. Für spezielle Probleme und nicht dargestellte Krankheitsbilder wird auf die entsprechenden Lehrbücher verwiesen.

Morphologische und funktionelle Schäden bei chronischem Alkoholkonsum – Intensivmedizinische Aspekte

Hauptsächlich betroffen durch den exzessiven Genuß der Noxe Alkohol ist die Leber. Alkohol monopolisiert den hepatozellulären Verbrennungsstoffwechsel und konsumiert bis zu 80 % des verfügbaren Sauerstoffs. Die Verschiebung des

2

Redoxgleichgewichts in der Leberzelle hat nachhaltige Veränderungen des Intermediärstoffwechsels zur Folge (29, 31). Reduziertes Nikotinamidadenindinukleotid (NAD^+) und molekularer Sauerstoff werden verbraucht, ohne daß energiereiche Verbindungen geschaffen werden. Die Produktion von $NADPH + H^+$ begünstigt eine ketoacidotische Stoffwechsellage, Hyperlactatacidämie und Hyperurikämie (10, 14).

Die verminderte hepatische Glutathionkonzentration nach Alkoholgabe führt zu einer gesteigerten Lipidperoxidation und verstärkt die Toxizität verschiedener Arzneimittel.

Darüber hinaus läßt sich bei chronischer Alkoholaufnahme auch eine Beeinflussung mikrosomaler Enzymsysteme nachweisen. Die Eliminierung von Fremdstoffen und Pharmaka wird dadurch nachhaltig beeinflußt (14, 18, 19, 40).

Angeregt durch die Enzyminduktion nimmt die Fettsäuresynthese in der Leber zu. Die Überproduktion von α-Glycerophosphat beschleunigt die Veresterung von Fettsäuren zu Triglyceriden. Gleichzeitig nimmt die β-Oxidation der Fettsäuren in den Mitochondrien ab. Schließlich werden die Leberzellen mit Fett überladen, da auch die Synthese der Lipoproteine vermindert wird und der Abtransport der Triglyceride sistiert (29).

Die Folgen chronischen Alkoholkonsums ist letztendlich die Fettleber, die asymptomatisch bleiben kann und sich durch Alkoholabstinenz völlig zurückbildet (Abb. 2). In schwersten Fällen von Alkoholabusus können sich Leberzellnekrosen unter dem Bild der sogenannten Alkoholhepatitis direkt, ohne den Umweg über die Fettinfiltration der Leberzelle zu nehmen, entwickeln. Der Übergang in eine

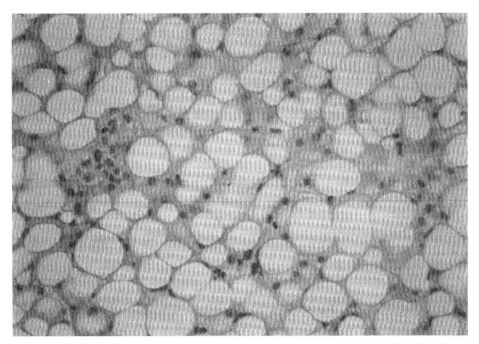

Abb. 2. Folge chronischen Alkoholkonsums: Fettleber und Fettleberhepatitis (Histologie)

progrediente Leberzirrhose ist häufig (Abb. 3, 4). Zwangsläufige Folgen der zunehmenden Schädigung und Zerstörung des Leberparenchyms sind Störungen der intrahepatischen Zirkulation mit Ausbildung von Kollateralkreisläufen, die Bildung von Aszites und eine zunehmende Leberinsuffizienz, deren Kardinalsymptomen (Ikterus, endokrine Störungen, hepatische Enzephalopathie, hämorrhagische Diathese, hepatorenales Syndrom) wir in der Klinik vielerorts begegnen (27).

Eine langandauernde Alkoholzufuhr führt zu einer chronischen Entzündung der Magenschleimhaut, die Ursache einer späteren Schleimhautatrophie sein kann. Die Fähigkeit zur Produktion von saurem Magensaft wird entsprechend dem Verlust an Belegzellen eingeschränkt. Bei hohem Magensaft-pH stellt der Magen dann insbesondere bei künstlich beatmeten Intensivpatienten ein wichtiges Erregerreservoir für nosokomiale Pneumonien dar.

Perioperativ gehäuft finden sich beim Alkoholkranken zudem Entzündungen des Pankreas, die nicht selten tödlich verlaufen. In den meisten Fällen dürfte es sich dabei um den akuten Schub einer bereits chronischen Pankreatitis handeln (8, 27). Aus vergleichenden funktionellen und morphologischen Studien von Sarles et al. (28) geht hervor, daß die Bildung eines eiweißreichen Sekrets und die damit verbundene Ausfällung von Proteinen im Pankreasgangsystem den Ausgangspunkt für die Pathogenese der alkoholinduzierten chronischen Pankreatitis darstellt.

Alkoholbedingte morphologische und funktionelle Schädigungen der gastrointestinalen Mukosa, der Leber und des Pankreas führen zu Maldigestion, Malabsorption sowie zu verminderter Utilisation und Verfügbarkeit von nahezu allen

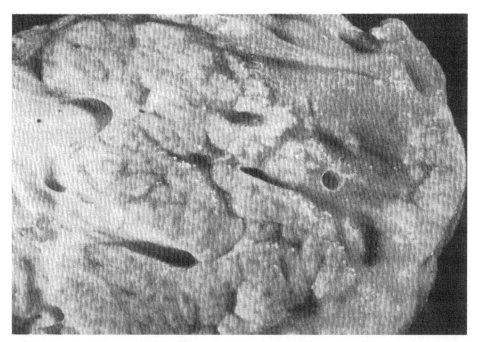

Abb. 3. Folge chronischen Alkoholkonsums: Fettleber und Fettleberhepatitis

Nahrungsbestandteilen. Eine ungenügende Aufspaltung der Kohlenhydrate, Fette und Proteine durch pankreatitische und intestinale Enzyme sowie eine herabgesetzte intestinale Absorption führen zur Akkumulation dieser Nahrungsbestandteile im unteren Verdauungstrakt. Diarrhoe, Steatorrhoe, negative Stickstoffbilanz und Gewichtsverlust sowie unspezifische Darmveränderungen sind die Folge (30).

Unter den Nahrungsbestandteilen, die unter Alkohol vermindert zur Verfügung stehen, sind in erster Linie die lipotropen Substanzen Cholin und Methionin, die wasserlöslichen Vitamine Thiamin, Pyridoxin, Folat und Riboflavin, die fettlöslichen Vitamine A, D und E sowie die Mineralien Magnesium, Zink und Selen zu nennen (17, 20, 23). Die Substitution von Vitaminen und Mineralien ist daher auch auf der Intensivstation fester Bestandteil in der Therapie des Alkoholikers.

In diesem Zusammenhang ist anzumerken, daß der Mangel an Folsäure nicht nur den Intermediärstoffwechsel von C1-Körpern in der Leber, sondern auch die Erythropoese im Knochenmark beeinträchtigt. Störungen der DNS-Synthese führen zu einer makrozytären Anämie, Leuko- und Lymphopenie sowie Thrombozytopenie. Alkohol, in erheblichen Mengen genossen, kann im Rahmen des Zieve-Syndroms auch zum Abfall des Hämoglobins führen (7, 27, 38).

Besonders beachtenswert ist aus intensivmedizinischer Sicht jedoch die relative Immunschwäche des alkoholkranken Patienten, die vor allem aus einer Hemmung der antigeninduzierten Lymphozytentransformation, einer Beeinträchtigung der Lymphozytenmigration und – im Falle eines Infekts – aus einer relativen Granulozytopenie resultiert (6, 21, 25).

Die Ausbreitung pulmonaler Infekte beim Alkoholiker wird begünstigt durch

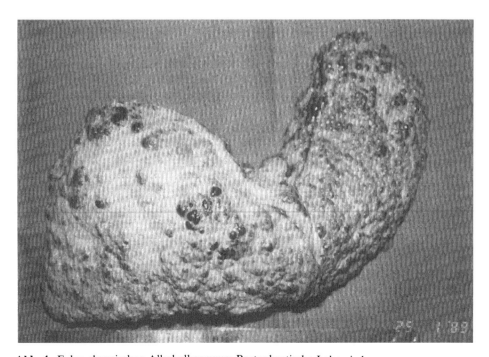

Abb. 4. Folge chronischen Alkoholkonsums: Postnekrotische Leberzirrhose

die häufigere Kolonisation der Mundhöhle mit gramnegativen Keimen, inapperente präoperative Pneumonien sowie (bei zusätzlichem Nikotinabusus) durch Beeinträchtigungen der Alveolarmakrophagenfunktion und Störungen des mukoziliaren Transports (11, 13, 22, 35, 36).

Die frühzeitige Entwöhnung des chronisch Alkoholkranken vom Respirator verdient daher unsere besondere Aufmerksamkeit. Prolongierte Intubationen – oft Folge einer inadäquaten Analgosedierung und Delirprophylaxe – sind zu vermeiden.

Bis zu 80 Prozent aller Kardiomypathien können nach Alexander (1, 2) auf alkoholtoxische Noxen oder Folgen der Malnutrition zurückgeführt werden. Das Herz ist dilatiert (Abb. 5). Histopathologisch sind fleckförmige Fibrosen, degene-

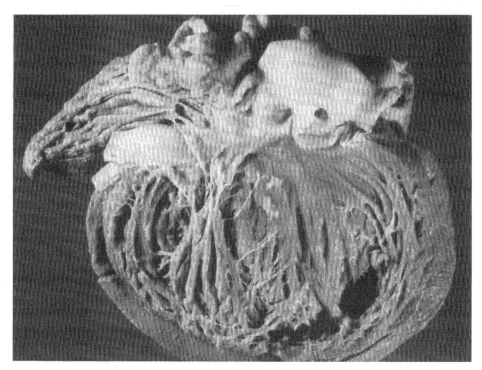

Abb. 5. Folge chronischen Alkoholkonsums: Dilatative Kardiomyomyopathie

rativ veränderte Mitochondrien sowie zerstörte Myofibrillen beobachtet worden (15). Herz-Kreislauf-Erkrankungen stellen die führende Todesursache chronischer Alkoholiker dar.

Funktionelle und morpholog. Schädigungen des Zentralnervensystems wie
– periphere Polyneuropathie
– Pseudoenzephalitis Wernicke
– Korsakoff-Psychose
– Amblyopie
– Epilepsie
– Hirnatrophie

können mehr oder weniger häufig typische Folgen eines lang anhaltenden starken Alkoholkonsums sein (26, 39).

Am häufigsten findet sich bei 6–20 % der Alkoholiker eine periphere Polyneuropathie, wobei neben dem Vitamin-B_1-Mangel und Fehlernährung weitere Cofaktoren postuliert werden. Charakteristisch sind Parästhesien, Reflexausfälle, Verlust der Vibrationsempfindlichkeit und der Muskelkoordination. Histologisch ist eine segmentale Entmarkung des peripheren Neurons ohne Untergang des Achsenzylinders nachweisbar (16).

Die Wernicke-Enzephalopathie, die gehäuft bei chronischen Alkoholikern beobachtet wird, beruht ebenfalls auf einem Thiaminmangel (Abb. 6). Mit ihren Kardinalsymptomen Ataxie, Diplopie und Somnolenz ist sie jedoch keine nosologische Einheit, sondern ein Syndrom, das auch bei anderen Erkrankungen, etwa bei Magenkarzinom, Dysenterie und Leberzirrhose auftreten kann. Rechtzeitige Behandlung mit Vitamin B_1 in hohen Dosen (tgl. 100 mg i.v.) führt in der Mehrzahl der Fälle zur raschen Besserung der neurologischen Symptome (26).

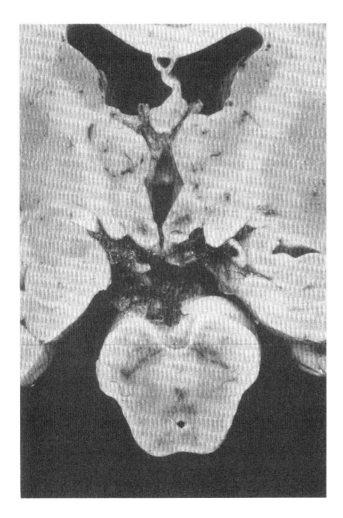

Abb. 6. Folge chronischen Alkoholkonsums: Wernicke-Enzephalopathie (Hirnquerschnitt)

7

Die Wernicke-Enzephalopathie wird bei alkoholischer Ursache häufig von einer amnestisch-konfabulatorischen Psychose, dem sogenannten Alkohol-Korsakow, begleitet. Die Erkrankung, die streng genommen weder eine ätiologische noch eine pathoanatomische Einheit darstellt, ist durch einen tiefgreifenden Defekt des Kurzzeitgedächtnisses gekennzeichnet, der dazu führt, daß die Patienten Frischerlebtes nur während weniger Sekunden zu speichern vermögen. Konfabulationen sind häufig, werden dem Syndrom aber nicht als obligater Bestandteil zugerechnet (26).

Als bedauernswerter Endzustand eines oft jahrzehntelangen Alkoholkonsums wird zunehmend häufiger eine allgemeine Hirnatrophie diagnostiziert (Abb. 7). Bereits im Frühstadium der alkoholischen Atrophie sind neben den Zeichen der Demenz Persönlichkeitsveränderungen wie Gleichgültigkeit, Kritiklosigkeit und Vernachlässigung der eigenen Belange nachzuweisen.

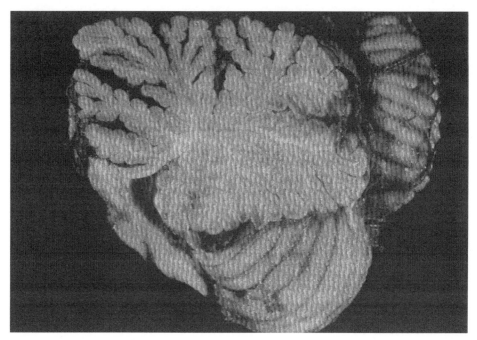

Abb. 7. Folge chronischen Alkoholkonsums: Hirnatrophie (hier: Oberwurmatrophie des Kleinhirns)

Zentralnervöse Effekte bei chronischem Alkoholabusus

Die zentralnervösen Effekte des Alkohols sind vorwiegend unspezifischer Natur. Eine Hypothese geht dabei von molekularen Konformationsänderungen und Änderungen der Fluidität der Membranlipide und -lipoproteine aus, so wie es auch für die klassischen Anästhetika postuliert wird (3, 4, 12). Störungen der Proteinsynthese und Interaktionen mit Membranproteinen jenseits des Rezeptors, d. h. in der Nervenzelle, werden diskutiert (24).

Abgesehen von den indirekten Effekten auf Neurotransmitterfreisetzung und -metabolismus – Ethanol hemmt bekanntlich die Aktivität noradrenalinhaltiger

Neurone – führt Alkohol auch zu direkten Interaktionen zwischen Neurotransmitter und Rezeptorkomplexen. Nach Ticku et al. (33, 34) erhöht Alkohol die Zahl der GABA-Rezeptorbindungsstellen und steigert die Affinität zwischen Benzodiazepinmolekülen und Rezeptorkomplex. Ähnliche Interaktionen mit anderen körpereigenen Transmittern und ihren spezifischen Rezeptoren sind wahrscheinlich.

Alkohol besitzt wie alle Rauschmittel sowohl dämpfende als auch erregende Wirkungen. Beide Wirkungen sind die Folge einer Hemmung der Aktivität von Neuronen. Vor allem bei geringer Alkoholzufuhr führt die besondere Empfindlichkeit polysynaptischer Strukturen, wie etwa der Formatio reticularis, zum Verlust der Kontrolle über den Neokortex und damit indirekt zu passageren Erregungsphänomenen.

Die Toleranzentwicklung und die Entstehung einer Abhängigkeit sind Ausdruck einer Adaptation an die Wirkung von Alkohol und damit einer echten pharmakodynamischen Toleranz. Adaptationsphänomene sind auf allen strukturellen Ebenen des ZNS nachweisbar. Im Endeffekt haben die adaptiven Prozesse ein neues Gleichgewicht zwischen alkoholbedingter Hemmung und Aktivierungsvorgängen und damit eine Erhaltung der Homöostase zur Folge. Interessanterweise ändert sich jedoch auch bei chronischer Alkoholzufuhr die LD_{50} für Alkohol kaum, d. h. eine Blutalkoholkonzentration von 400–800 mg % ist für Normalpersonen wie auch für Alkoholiker tödlich.

Wird nun diese Homöostase nach vorangegangener Adaptation an Alkohol gestört – beispielsweise durch postoperativen Alkoholentzug – so sprechen wir vom Alkoholentzugssyndrom. Die relative Hemmung zentral exzitatorischer Neurone wird aufgehoben. Es überwiegen nun die aktivierenden Systeme, die noch während der Intoxikationsphase die zerebrale Depression zu überspielen versuchten. Daraus resultiert eine Übererregbarkeit des ZNS – ein Delir – mit vegetativer Symptomatik und Krampfneigung (14, 32).

Delirium tremens

3–15 % aller Alkoholiker entwickeln im Laufe ihres Lebens ein Delir. Allerdings finden sich in bis zu 90 % der Fälle von Delir dafür begünstigende Faktoren wie
– Traumen,
– Infektionen,
– Operationen,
– Alkoholexzesse,
– Mangelernährung,
– hirnorganische Anfälle.
Auffällig ist der hohe Anteil sozial angepaßter Trinker unter den Delirpatienten. Der Häufigkeitsgipfel liegt dabei zwischen dem 45. und 50. Lebensjahr (39).

Differentialdiagnostisch sollte das Entzugsdelir eigentlich keine Schwierigkeiten bereiten. Wenn ein Entzugsdelir jedoch mit gehäuften Anfällen beginnt, besteht die Gefahr, daß man so lange mit aufwendigen Methoden (EEG, Schädel-CT) nach der Ursache der Anfälle sucht, bis wertvolle Zeit für die Behandlung im Frühstadium des Delirs versäumt ist.

Nicht nur der Alkoholabusus, sondern auch die regelmäßige Einnahme von Hypnotika, Tranquillanzien und Analgetika über längere Zeit setzen zur Abhängigkeit führende Prozesse in Gang. Differentialdiagnostische Probleme ergeben

9

sich, da die Entzugserscheinungen dieser Substanzen in mancher Beziehung den Symptomen beim Alkoholentzug ähneln. Erwähnenswert erscheint in diesem Zusammenhang, daß Hypnotika nicht nur von sogenannten Polytoxikomanen, sondern auch von Alkoholikern oft als Ersatzstoffe genommen werden (5).

Leider kommt es hin und wieder vor, daß Patienten nach einer Operation oder einem Trauma primär versorgt in zufriedenstellendem Allgemeinzustand auf eine periphere Station verlegt werden, dort in der Folgezeit unruhig, aggressiv und delirant und letztendlich als Alkoholiker eingestuft werden. Die arterielle Blutgasanalyse (resp. Pulsoxymetrie), sofern vom behandelnden Arzt erwogen, läßt

Tabelle 1. Stadieneinteilung des Alkoholentzugssyndroms

Stadium I
- Allgemeine Unruhe und Reizbarkeit
- Feinschlägiger Tremor
- Neurovegetative Symptome
  - Schwitzen
  - Blutdruckanstieg
  - Zunahme der Herzfrequenz
- Erhöhte Neigung zu hirnorganischen Anfällen

Stadium II
- Bewußtseinsveränderungen mit illusionärer Verkennung der Realität
- Gesteigerte Suggestibilität
- Optische, akustische und haptische Halluzinationen
- Zunahme der vegetativen Symptomatik

Stadium III
- Extreme Unruhe und Erregtheit
- Schlaflosigkeit
- Manifeste Bewußtseinsstörungen mit wahnhaften Erlebnissen
- ggf. Bewußtlosigkeit
- Extreme vegetative Symptomatik
  - Profuse Schweißausbrüche
  - Hypertonie
  - Tachykardie
- Erhöhte Körpertemperatur

jedoch keinen Zweifel an der Diagnose ‚Hypoxie' bei zunehmender respiratorischer Insuffizienz. Die Verwechslung eines Alkoholentzugsdelirs mit einer Hypoxie sollte durch eine adäquate Diagnostik und Behandlung der Patienten daher immer ausgeschlossen sein (32).

Das Alkoholentzugsdelir zeichnet sich durch eine mehr oder weniger genaue Zeitstrukturierung des Ablaufs der Symptomatik aus (Tabelle 1).

Initial beobachten wir gewöhnlich etwa 6–8 h nach Alkoholentzug (Stadium I) eine allgemeine Unruhe und Reizbarkeit, das Einsetzen eines feinschlägigen Tremors und eine Zunahme neurovegetativer Symptome. Der Patient schwitzt, die Herzfrequenz nimmt zu, und der Blutdruck steigt.

Allmählich erst bildet sich dann die delirante Bewußtseinsveränderung mit illusionärer Verkennung der Realität aus (Stadium II des Alkoholentzugs). Der Patient leidet unter optischen und akustischen Halluzinationen. Die neurovegetative Symptomatik nimmt kontinuierlich zu.

10

Frühestens 72–96 Stunden nach Entzug des Alkohols (Stadium III) entwickelt sich das Vollbild des Delirs. Die Bewußtseinsstörung ist jetzt manifest, der Patient – unfähig, ein Auge zuzutun – wird von Wahnideen gepeinigt. Eine extreme Unruhe und Erregtheit sowie der Anstieg der Körpertemperatur und die weitere Zunahme der vegetativen Symptomatik prägen in dieser Phase das klinische Erscheinungsbild des Patienten.

Diese Symptomatik hält gewöhnlich 2–3 Tage an und endet im terminalen Nachschlaf.

Im Gegensatz zum Opiatentzugssyndrom, das jederzeit durch Zufuhr von Morphin zu unterbrechen ist, kann das Delirium tremens nach Überschreiten des sogenannten „point of no return" weder durch Alkoholzufuhr noch durch Medikamente beendet werden.

Die Resistenz des chronisch Alkoholkranken gegenüber zentral wirksamen Pharmaka ist Folge der Adaptation an die depressorische Wirkung von Alkohol. Die symptomorientierte Pharmakotherapie bzw. Prophylaxe des Alkoholentzugssyndroms mit Barbituraten, Benzodiazepinen, Neuroleptika und β-Blockern ist daher oft unbefriedigend. Neuere Substanzen, die in die Funktion der Neurotransmitter eingreifen – wie etwa die Serotoninvorstufe 5-Hydroxy-Tryptophan oder der Dopaminantagonist Bromcriptin – stellen noch keine ernsthafte Alternative zu den gängigen Behandlungsverfahren dar. Besondere Beachtung findet derzeit nur die Beeinflussung der vegetativen Entzugssymptomatik durch die Gabe des zentral wirkenden α_2-Agonisten Clonidin. Die Erfahrung hat aber gezeigt, daß angemessene Urteile über eine spezielle Pharmakotherapie oft erst nach jahrelanger und tausendfacher Anwendung gefällt werden können.

Literatur

1. Alexander CS (1966) Idiopathic heart disease. I. Analysis of 100 cases, with special reference to chronic alcoholism. Am J Med 41: 213
2. Alexander CS (1967) Alcohol and the heart. Ann Intern Med 67: 670
3. Chin JH, Goldstein DB (1977) Drug tolerance in biomembranes: a spin label study of the effects of ethanol. Science 196: 684
4. Chin JH, Goldstein DB (1977) Effects of low concentrations of ethanol on the fluidity of spin-labeled erythrocyte and brain membranes. Mol Pharmacol 13: 435
5. Coper H (1988) Psychopharmaka – Pharmakotherapie von Psychosen und psychoreaktiven Störungen. In: Forth W, Henschler D, Rummel W (Hrsg) Allgemeine und spezielle Pharmakologie und Toxikologie. Wissenschaftsverlag, Mannheim, Wien, Zürich, S 547
6. Dunne FJ (1989) Alcohol and the immune system. Brit Med J 298: 543
7. Eichner ER (1973) The hematologic disorders of alcoholism. Am J Med 54: 621
8. Forell MM, Lehnert P (1987) Gallenwege und exokrines Pankreas. In: Siegenthaler W (Hrsg) Klinische Pathophysiologie. Thieme, Stuttgart New York, S 901
9. Freye E (1984) Vorbereitung und Durchführung der Anästhesie bei Patienten mit Suchtkrankheiten. In: Halmágyi M, Beyer J, Schuster HP Der Risikopatient in der Anästhesie. Klinische Anästhesiologie und Intensivtherapie 28: 77
10. Fulop M (1989) Alcoholism, ketoacidosis, and lactic acidosis. Diabetes/Metabolism Rev 5: 365
11. Fuxench-Lopez A, Ramirez-Ronda CH (1978) Pharyngeal flora in ambulatory alcoholic patients. Prevalence of gram negative bacili. Arch Inter Med 138: 1815
12. Goldstein DB, Chin JH, Lyon RC (1982) Ethanol disordering of spin-labeled mouse brain membranes: correlation with genetically determined ethanol sensitivity of mice. Proc Nat Acad Sci USA 79: 4231
13. Green GM (1968) Pulmonary clearance of infectious agents. Ann Rev Med 19: 315

14. Henschler D (1988) Wichtige Gifte und Vergiftungen. In: Forth W, Henschler D, Rummel W (Hrsg) Allgemeine und spezielle Pharmakologie und Toxikologie. Wissenschaftsverlag, Mannheim Wien Zürich, S 739
15. Hort W (1974) Kreislauforgane. In: Eder M, Gedigk P (Hrsg) Lehrbuch der allgemeinen Pathologie und der pathologischen Anatomie. Springer, Berlin Heidelberg New York, S 291
16. Kaeser HE (1987) Periphere Nerven. In: Siegenthaler W (Hrsg) Klinische Pathophysiologie. Thieme, Stuttgart New York, S 1076
17. Kalbfleisch JM, Lindeman RD, Ginn HE, Smith WO (1963) Effects of ethanol administration on urinary excretion of magnesium and other electrolytes in alcoholic and normal subjects. J Clin Invest 42: 1471
18. Lieber CS (1973) Liver adaptation and injury in alcoholism. N Engl J Med 288: 356
19. Lieber CS (1988) Biochemical and molecular basis of alcohol-induced injury to liver and other tissues. N Engl J Med 319: 1639
20. Lieber CS (1988) The influence of alcohol on nutritional status. Nutr Rev 46: 241
21. MacGregor RR (1986) Alcohol and immune defense. JAMA 256: 1474
22. Machoviak PA, Martin SR, Smith JW (1978) Pharyngeal colonization by gram negative bazili in aspiration prone persons. Arch Inter Med 138: 1224
23. McClain CJ, Su LC (1983) Zinc deficiency in the alcoholic: A review. Alcoholism 7: 5
24. Mochly-Rosen D, Chang FH, Cheever L, Kim M, Diamond I, Gordon AS (1988) Chronic ethanol causes heterologous desensitization of receptor by reducing a messenger RNA. Nature 333: 848
25. Palmer DL (1981) Alcoholism, infection and immunity. In: Allen JC (ed) Infection and the compromised host. Williams & Wilkins, Baltimore, p 121
26. Poeck K (1987) Neurologie. Springer, Berlin Heidelberg New York, S 371
27. Sandritter W, Thomas C (1987) Makropathologie, Schattauer, Stuttgart New York, p 139
28. Sarles H, Tiscornia O, Sahel J (1976) Ätiologie und Pathogenese der chronischen Pankreatitis. Leber Magen Darm 6: 206
29. Schmid M (1982) Leber. In: Siegenthaler W (Hrsg) Klinische Pathophysiologie. Thieme, Stuttgart New York, S 920
30. Seitz HK, Simanowski UA (1986) Alkohol und Intestinum. Verdauungskrankheiten 4: 54
31. Seitz K, Kommerell B (1990) Alkoholismus als häufigste Ursache der Mangelernährung. Dt Ärztebl 87(9): 497
32. Sold M (1987) Alkoholmißbrauch und Anästhesie. Anästh Intensivmed 1: 1
33. Ticku MK (1989) Ethanol and the benzodiazepine-GABA receptor-ionophore complex. Experientia 45: 423
34. Ticku MK, Burch T (1980) Alterations in gamma-aminonbutyric acid receptor sensitivity following acute and chronic ethanol treatments. J Neurochem 34: 417
35. Tillotson JR, Lerner AM (1966) Pneumonias caused by gram negative bacili. Medicine 45: 65
36. Verner L, Hartmann M, Seitz W (1988) Ein neues interdisziplinäres Behandlungskonzept bei Mundboden-Ca – Intensivmedizinische Betrachtungen. Anästh Intensivmed 29: 48
37. Wagner M, Heinemann HO (1975) Effect of ethanol on phospholipid metabolism by rat lung. Am J Physiol 229: 1316
38. Weir DG, McGing PG, Scott JM (1985) Folata metabolism, the enterohepatic circulation and alcohol. Biochem Pharmacol 34: 1
39. Wieser S (1966) Alkoholismus. Fortschr Neurol Psychiat 33: 349
40. Wilkinson GR, Shand DG (1973) A physiological approach to hepatic drug clearance. Clin Pharmacol Ther 18: 377

Anschrift des Verfassers:
Priv.-Doz. Dr. W. Seitz
Zentrum Anästhesiologie der MHH,
Abt. 1
Konstanty-Gutschow-Str. 8
3000 Hannover 61

Pharmakotherapie des Alkoholentzugssyndroms – eine Übersicht

H.-H. Wellhöner

Abteilung Toxikologie, Medizinische Hochschule Hannover

Ein korpulenter Landtagsabgeordneter von 45 Jahren erleidet während einer Fahrt auf der Autobahn einen Koronarinfarkt und wird zur nächstgelegenen Intensivstation transportiert. Zwei und fünf Stunden später gerät er in eine Kammertachykardie und wird beide Male erfolgreich reanimiert. Nach zwei Tagen hat die Gefahr einer erneuten Arrhythmie deutlich abgenommen, weshalb die Hoffnungen seiner Angehörigen und Ärzte wachsen. Der Patient ist nicht so recht ansprechbar – noch nicht, wie ein junger Kollege meint. Am Nachmittag des dritten Behandlungstages erkennt der Patient seine Angehörigen allenfalls für Augenblicke, die Hände fahren ruhelos über die Bettdecke und beschäftigen sich endlich mit den Infusionskathetern. Sein erfahrener Pfleger weiß, woran er ist. Er fixiert den Patienten und schützt ihn damit vor sich selbst, er wartet die Abendvisite nicht ab, sondern benachrichtigt den Arzt vom Dienst sofort: Ohne Behandlung würde sich die Prognose des unerwartet einsetzenden Entzugsdelirs von Viertelstunde zu Viertelstunde verschlechtern. Mit einer zu spät einsetzenden Behandlung des Alkoholentzugssyndroms kann das Leben des Patienten häufig nicht mehr erhalten werden (12, 15). 15–30 % der Pat. überleben das Entzugssyndrom nicht (5).

Ähnliche Szenarien hat jeder Arzt wohl bereits während des ersten halben Jahres seiner intensivmedizinischen Tätigkeit kennengelernt, nicht nur wie in diesem Beispiel bei einem internistischen Patienten, sondern mit mindestens gleicher Häufigkeit bei Unfallpatienten. Aus Beratungsgesprächen im Zuge der Sofortanalytik durch unsere Abteilung an der Medizinischen Hochschule Hannover habe ich den Eindruck gewonnen, daß es in diesem Übersichtsartikel notwendig ist, Unsicherheiten zu folgenden therapeutischen Fragen zu beantworten:

1. Warum verträgt die Behandlung eines Entzugsdelirs so wenig Aufschub, daß man sofort – notfalls auch ohne „Deckung" durch den Dienstvorgesetzten ganz in eigener Verantwortung – handeln sollte?
2. Worin unterscheidet sich die Situation beim beabsichtigten Entzug in einer hierauf spezialisierten Anstalt vom unbeabsichtigten Entzug auf einer Intensivstation? Welche Erfahrungen aus dem beabsichtigten Entzug sind deshalb auf die Situation beim unbeabsichtigten Entzug übertragbar?
3. Welche Sofortdiagnostik und Soforttherapie ist erforderlich, und wie sollen die Sofortmaßnahmen der Diagnostik und Therapie zeitlich ineinandergreifen?
4. Welche intensivstationäre Diagnostik, Überwachung und Therapie ist indiziert?
5. In welcher Folge und nach welchen Kriterien sollen Arzneimittel auf- und abdosiert werden?

Ich möchte meine Empfehlungen zu diesen Fragen begründen und lade den Leser deshalb ein, sich mit mir um ein wenig Verständnis für die Pathophysiologie des Ethanolentzugssyndroms zu bemühen.

Entzugssyndrome beobachtet man beim Entzug nicht nur von Ethanol, sondern auch von Opiaten, Benzodiazepinen, Kombinationsanalgetika oder anderen Stoffen mit zentraler Wirkung (11, 18). Sie entwickeln sich nach sehr ähnlichen pathophysiologischen Mustern: Die Dauerdosierung eines Stoffes führt zu schnellen und langsamen Gegenregulationsvorgängen im Zentralnervensystem (so wird zum Beispiel bei Dauerzufuhr von Ethanol die Gegenregulation auf die Kompensation der durch Ethanol erzeugten Inhibition gerichtet sein, es wird also gegenregulatorisch mehr Exzitation „angelegt"). Die langsamen unter den Gegenregulationsvorgängen beruhen häufig auf einer quantitativ geänderten Proteinsynthese. So kann zum Beispiel auf den Zellmembranen die Zahl der Rezeptor-Proteinmoleküle für einen Transmitter zu- oder abnehmen. Beim Absetzen des Stoffes oder bei Gabe eines Antagonisten bilden sich die direkten Stoffwirkungen auf das ZNS und die schnellen Gegenregulationsantworten des ZNS schnell zurück; die langsam entstandenen Gegenregulationsantworten können sich aber auch nur langsam wieder zurückbilden, weil dafür die Proteinsynthese auf das physiologische Maß zurückgeführt werden muß. Während einer Übergangszeit wird es deshalb für die Übertragung von Signalen zum Beispiel an exzitatorischen Synapsen zuviel oder an inhibitorischen Synapsen zu wenig Rezeptoren geben. Die Exzitation wird vorübergehend viel zu groß sein. Fängt man die vermehrte Exzitation pharmakologisch schon in der frühen Anstiegsphase ab (oder beugt noch früher bereits ihrem Anstieg vor), so durchläuft der Patient die Rückbildungsphase der langsamen Gegenregulation mit geringer Gefährdung. Versäumt man aber die rechtzeitige Intervention, so tritt ein, was die Neurophysiologie als „Bahnung und Hemmung" beschreibt: An einer Gruppe von Erfolgsneuronen stehen Exzitation und Inhibition nicht mehr nur in einfacher Wirkungskonkurrenz, sondern die Exzitation dämmt die Inhibition schon ab, bevor sie überhaupt die Erfolgsneuronengruppe erreicht. Exzitatorische Zentren können sich ähnlich wie Schrittmacher durchsetzen und epileptiforme Anfälle auslösen (27). In diesem Fall bleiben alle Pharmaka wirkungsschwach, die nur das auf die Erfolgsneuronengruppe gerichtete inhibitorische System antreiben, und mit denen man in der frühen Anstiegsphase des Entzuges noch Erfolge hätte erzielen können. Nur solche Pharmaka wirken noch, die direkt an der Erfolgsneuronengruppe angreifen.

Welche Befunde stützen die Auffassung, daß die so beschriebene allgemeine Pathophysiologie von Entzugssyndromen zur speziellen Pathophysiologie des Ethanolentzugssyndroms vertieft werden darf?

a) Es gibt schnell einsetzende direkte Wirkungen von Ethanol – das ist eine Binsenweisheit. Die hierfür verantwortlichen Mechanismen auf molekularer Ebene waren aber bis vor kurzem weitgehend unbekannt. Heute wissen wir, daß einer dieser Mechanismen in der Tat schnell die Übertragung von Inhibition an Synapsen fördert: Ethanol fördert die Wirkung des inhibitorischen Transmitters GABA in der Weise, daß Nervenzellen unter Einwirkung von GABA ihre Chloridkanäle länger öffnen (Übersicht: 28). Der vermehrte Chlorideinstrom in die Zelle verschiebt ihr Ruhepotential zu mehr negativen Werten, die Zelle kann deshalb durch andere Transmitter viel schwerer depolarisiert und zur Bildung eines Aktionspotentials veranlaßt werden. Gegen diese akute inhibitorische Wirkung wirkt Flumazenil als Antagonist (20, 26) – daran wollen wir uns erinnern, wenn unter der „vorwitzig" geübten Dauerinfusion von Flumazenil ein epileptiformer Anfall bei einem Patienten auftritt, von dessen Alkoholabhängigkeit wir nichts wußten. Ethanol verursacht nicht nur eine schnelle Verstärkung der Inhibition, sondern auch eine schnelle Hemmung solcher exzitatorischer Vorgänge, die über Glutamatrezeptoren vermittelt werden (21). Eine andere schnelle Ethanolwirkung ist auf diejenigen Kalziumkanäle gerichtet, die pharmakologisch mit Nifedipin und verwandten Dihydropyridinderivaten beeinflußt werden können. Ethanol hemmt akut den Einstrom von Kalziumionen durch diese Kanäle (Übersicht: 8).

b) Unter chronischer Ethanolbelastung ändert sich die Proteinsynthese von Nervenzellen quantitativ. Dieser Befund wurde bereits vor zwölf Jahren erhoben (17), ohne daß man damals seine Bedeutung genauer hätte beschreiben können. Falls es sich bei dieser Änderung um einen Regulationsvorgang handelt, so müßte man noch einen weiteren Befund erheben können: Die Änderung der Proteinsynthese müßte auf einer Zu- oder Abnahme der mRNA und nicht nur auf einer einfachen Hemmung von Syntheseenzymen beruhen. In der Tat wurde dies für das Gs-Protein gezeigt (3, 23). Dieses Protein hat eine Schlüsselfunktion bei der sogenannten Signalübertragung. Wenn ein Rezeptor auf der Außenseite der Zelloberfläche aktiviert wird, so muß das Signal „Rezeptor aktiviert" in das Zellinnere übertragen werden. Hierzu muß funktionstüchtiges Gs-Protein in ausreichender Menge vorhanden sein. Bei dauernder Anwesenheit von Ethanol nimmt die mRNA für die α-Einheit des Gs-Proteins ab (23). Die Zelle synthetisiert deshalb weniger Gs-Protein und kann eingehende Signale schlechter beantworten. Das Gs-Protein ist nur eines unter vielen anderen G-Proteinen, die alle eine analoge Funktion bei der Signalübertragung haben. Es verwundert nicht, daß als Ausdruck der Gegenregulation einige dieser G-Proteine unter chronischer Ethanolwirkung auch zunehmen können.

Die Intensität der Gegenregulation unterliegt von Patient zu Patient erheblichen Schwankungen. Sie kann so gering sein, daß auch eine andauernd starke Ethanolzufuhr bei plötzlicher Unterbrechung nur ein sehr kleines Entzugssyndrom auslöst, obwohl Struktur und Funktionen der Leber schon schwer in Mitleidenschaft gezogen sind. Sie kann aber auch so überschießend stark sein, daß ein Entzugssyndrom noch während des Ethanolabusus einsetzt. Die klinische Erfahrung bestätigt diese Schwankungsbreite der Gegenregulation: Ein Teil der bekannt starken Dauerkonsumenten von Ethanol bekommt entgegen aller Erwartung beim Absetzen kein Entzugssyndrom, andere Trinker geraten ohne Unterbrechung der Ethanolzufuhr in ein schweres Delir.

c) Die Änderung der Proteinsynthese führt zu Änderungen in der Signalübertragung zwischen Neuronen. Wir haben bereits diskutiert, daß dies für die G-Proteine der Signalübertragung zutrifft. Wir können aber an weiteren Beispielen zeigen, daß auch die Synthese von Rezeptorproteinen im Zuge der Gegenregulation zu- oder abnimmt. So steigt z. B. die Zahl der oben erwähnten Nifedipin-empfindlichen Kalziumkanäle (8, 13). Das gleiche gilt an spinalen Neuronen für die Bindungsstellen für Flumazenil (22). Schon lange bekannt ist die Zunahme der Bindungskapazität von Betarezeptoren (1).

Die Änderung der Protein- bzw. Peptidsynthese erkennt man aber nicht nur postsynaptisch an der Änderung der Rezeptorendichte auf Neuronenoberflächen oder an Änderungen im Gehalt von G-Proteinen, sondern auch präsynaptisch an der Zu- oder Abnahme der Synthese von Neurotransmittern und Neuromodulatoren. Die Änderung der Synthese der Opioidpeptide ist hier ein besonders gutes Beispiel (Übersicht: 9).

Die vorstehenden Ausführungen zur schnellen Wirkung von Ethanol und zur langsamen Gegenregulation des Organismus über eine Veränderung der Proteinsynthese sind hinsichtlich der zitierten Beispiele nicht erschöpfend. Sie sollen nur belegen, daß die Pathophysiologie des Ethanolentzugssyndroms in der Tat als spezieller Fall der allgemeinen Pathophysiologie von Entzugssyndromen aufzufassen ist. Beim unbeabsichtigten Entzug müssen wir deshalb damit rechnen, daß zu spät einsetzende Therapiemaßnahmen nicht mehr greifen, daß mit epileptiformen Krämpfen zu rechnen ist, und daß der zeitliche Ablauf des Ethanolentzugssyndroms nicht beschleunigt werden kann.

Hinzu kommen spezielle Aspekte des Ethanolabusus. In diesem Zusammenhang von Interesse sind besonders die folgenden:

a) Chronischer Alkoholismus verleitet zur Fehlernährung. Fehlernährung und Alkoholismus führen zu einem erheblichen Mangel an Vitaminen des B-Komplexes, besonders Thiamin, aber auch Riboflavin und Pyridoxin (14). Thiaminmangel führt unter anderem zur tachykarden Herzinsuffizienz (niedrige Kammerhauptschwankung, T-Inversion, Verlängerung von QT) mit Ödemen (nasse Beriberi) und zu einer Erweiterung peripherer Arteriolen (erhöhte Anforderung an das Herzminutenvolumen). Ein Mangel an Riboflavin und Pyridoxin bedingt eine Anämie, Pyridoxinmangel fördert die Krampfneigung.

b) Der starke Verbrauch an NAD^+ und die erhebliche Produktion von $NADPH + H^+$ durch den Metabolismus von Ethanol begünstigt eine ketoacidotische Stoffwechsellage, besonders auch Hyperlactacidämie und Hypurikämie (Übersicht: 7).

c) Störungen des Kohlehydratstoffwechsels führen bei Ethanolabhängigen zum Verlust von bis zu einem Viertel der Skelettmuskelmasse (25, 29). Die atemdepressive Wirkung von Clomethiazol und Benzodiazepinen hat bei der Behandlung des Ethanolentzugssyndroms deshalb besondere Bedeutung.

In Kenntnis der pathologischen Physiologie des Ethanolentzugssyndroms fällt es leichter, unsere eingangs formulierten Fragen zu beantworten.

1. Die Behandlung eines einsetzenden Ethanolentzugssyndroms verträgt deshalb keinen Aufschub, weil die pathologische Hyperaktivität des ZNS zunehmend durch Bahnung fixiert wird, wodurch die initial zur Reduktion dieser Hyperaktivität notwendigen Dosen zentral wirksamer Pharmaka immer höher werden. Wenn der Patient einen Grand-Mal-Anfall erleidet, ist die Bahnung schon fortgeschritten. Zu diesem Zeitpunkt „hilft" die Gabe auch einer größeren Ethanolmenge nicht mehr.

2. Erfahrungen aus der beabsichtigten und kontrollierten Entzugsbehandlung von Ethanolabhängigen sind für die Behandlung des Entzugssyndroms nach unbeabsichtigtem Ethanolentzug nur bedingt nutzbar. Dies liegt hauptsächlich daran,
   – daß der Patient für einen kontrollierten Entzug ausgiebig voruntersucht werden kann;
   – daß nach Absetzen des Ethanols noch hinreichend Zeit bleibt für die Beseitigung des B-Vitamindefizits, der damit zusammenhängenden Herzinsuffizienz, der Ketoacidose, der vielleicht bestehenden Störung im Monosaccharidstoffwechsel (Hypoglykämie), einer Hypalbuminämie, einer Anämie, einer Störung im Mineralhaushalt oder einer subakuten Infektion;
   – daß die beim Entzug indizierten, im ZNS wirkenden Pharmaka noch vor

Erscheinen von Entzugssymptomen andosiert werden können. Damit entsteht erst gar nicht das Problem, die Fixation eines Entzugssyndroms aufbrechen zu müssen.

3. Sofortmaßnahmen der Diagnostik und Therapie:
Die erste Maßnahme der Sofortdiagnostik und Soforttherapie ist die Anlage eines sehr gut gesicherten zentralvenösen Zuganges, den sich der Patient nicht selbst ziehen kann, und der auch einen Krampfanfall unbeschädigt übersteht.

Aus ihm entnimmt man sofort Blut für die initiale Labordiagnostik:
– die Blutgaswerte   → metabolische Azidose?
– den Elektrolytstatus   → Hypokaliämie?
– den Blutzucker   → Hypoglykämie?
– das kleine Blutbild   → Anämie?
– den Hämatokrit   → Hämokonzentration?

Den Zugang hält man keinesfalls mit Glucoselösung, sondern mit einer Salzlösung offen (s. u.).

Es folgt die schnelle klinische Untersuchung:
→ Traumen?
→ Herzinsuffizienz? Tachykardie?
→ Emphysem, Pneumonie oder Aspiration?
→ Atemminutenvolumen?
→ Ödeme?
→ Rektaltemperatur?
→ Ist das „Delir" Folge eines Ethanolentzuges?

Die nächste Maßnahme muß darauf gerichtet sein, der weiteren Entwicklung und Fixierung des Entzugssyndroms zu begegnen. Das gilt besonders, wenn der Patient wegen eines begründeten Verdachts noch zum Röntgen oder zum Computertomogramm gefahren werden muß: Ein großer epileptischer Anfall bei diesen Untersuchungen wird das Nachtdienst-Personal womöglich in Verlegenheit bringen. Die langsame Injektion einer großen Dosis Diazepam (10 mg in 4 min) beugt sowohl der Ausbreitung der Erregung als auch der Entstehung eines Grand-Mal-Anfalls vor; die Reduktion des Atemminutenvolumens unter der Injektion kann während der Verteilungsphase des Pharmakons vorübergehend eine assistierte Beatmung mit der Maske erforderlich machen. Man muß sie auch bei einer zu erwartenden Verstärkung durch Interaktion mit anderen Pharmaka in Kauf nehmen. Glucose darf man auch bei schwerer Hypoglykämie nicht sofort infundieren, weil dies wegen des vermutlich bestehenden Thiaminmangels einen epileptiformen Anfall provozieren und eine zentrale Hyperthermie verstärken könnte; hier muß man zuerst Thiamin in einer Dosis von 100 mg langsam (Blutdruck messen!) intravenös injizieren. Solange die Werte für den Säure-Basen-Status, das Plasmakalium und den Blutzucker nicht vorliegen, hält man den venösen Zugang während des Transportes zu Diagnostikeinheiten (stets zum EKG; aber Röntgen, Computertomogramm oder Sonogramm nur bei begründetem Verdacht) und zur Intensivstation nur mit Kochsalz- oder Ringerlösung offen.

Der EKG-Befund muß zu folgenden Fragen informieren:
→ Rhythmusstörungen? Niedervoltage?
→ T-Inversion? QT verlängert? Herzachse gedreht?

4. Diagnostische und therapeutische Maßnahmen auf der Intensivstation nach den Sofortmaßnahmen:

Bei Abnahme von Blut für das „große Labor" denkt man an die erforderlichen Konzentrationen an Magnesium und Phosphat im Plasma, die bei Ethanolabhängigen oft vermindert sind. Das „große Labor" ist im übrigen das bei einer Intensivbehandlung übliche. Nach Eingang der Sofort-Laborwerte wird zuerst eine bestehende Acidose durch Infusion von Natriumbicarbonat beseitigt, wobei man jede Überwässerung vermeidet (Hämatokrit!), da sie leicht zu einem Hirnödem führen könnte. Oft besteht schon vor Korrektur der Acidose eine Hypokaliämie, die unter der Infusion von Bicarbonat noch zunehmen würde. Man wirkt ihr durch Infusion von Kaliumchlorid oder Kaliumbicarbonat (eigener Perfusor!) entgegen. Wenn Thiamin schon bei der Aufnahme injiziert wurde, kann jetzt eine Hypoglykämie durch Kurzinfusion konzentrierter Glucoselösung ausgeglichen werden. Thiamin kann der Hauptinfusion (Natriumbicarbonat, später Salz- und evtl. kalorische Lösungen nach üblichen Regeln) in einer Menge von 100 mg/l zugesetzt werden, besser ist jedoch die Infusion eines Multivitaminpräparates mit ausreichenden Dosen Thiamin, Riboflavin und Pyridoxin. Bei laufender Hauptinfusion und K^+-Perfusor darf über den gleichen Zugang auch Clomethiazol infundiert werden, nicht hingegen Diazepam, das mit vielen Lösungen nicht mischbar ist. Hier ist die Erinnerung an die lange Halbwertszeit des Diazepam sehr hilfreich: Die lange Halbwertszeit des Diazepam erlaubt die wiederholte kurze Zwischeninfusion von 10–20 mg in 4–8 min über den Zugang der Hauptinfusion nach vorübergehender Unterbrechung aller anderen Teilströme.

Für die medikamentöse Therapie haben wir mit G. W. Sybrecht ein Stufenprogramm entwickelt, das folgende Umstände in Rechnung stellt:

– Diazepam wirkt nicht nur gegen die Ausbreitung der Erregung, sondern schützt auch gegen die Erniedrigung der Krampfschwelle durch Haloperidol.

– Unter Clomethiazol in höherer Dosierung wurden bei mehreren unserer Patienten feuchte Rasselgeräusche hörbar. Wir haben eine so starke Erhöhung der Bronchialsekretion nicht in Kauf genommen.

– Haloperidol dämpft gut die psychotischen Symptome, erniedrigt aber die Krampfschwelle (2).

Wir beginnen mit einer Testinfusion von 100 ml Clomethiazol (0,8 % in Lösung) in 10 Minuten und beobachten besonders, ob dabei das Atemminutenvolumen und der Blutdruck ausreichend bleiben. Die Infusion setzen wir mit 30 ml, höchstens 60 ml pro Stunde fort und achten auf das Auftreten feuchter Rasselgeräusche. Wenn die Hypotonie zu stark wird, ist die Zusatzinfusion von Dopamin erlaubt. Atmet der Patient ausreichend spontan, so muß unbedingt der Verlegung der Atemwege (Verlust des Zungentonus) vorgebeugt werden.

Wenn dieser Dosierungsstrom von Clomethiazol noch nicht ausreicht, gibt man Kurzinfusionen von 10 mg Diazepam in 10 min. Die Infusion kann in stündlichem Abstand wiederholt werden. Die Erhaltung einer suffizienten Spontanatmung unter allen Umständen ist indes keine Randbedingung der Behandlung des Entzugssyndroms.

Clomethiazol und Benzodiazepine wirken nicht antipsychotisch. Wenn unter der Kombination von Clomethiazol und Diazepam noch immer eine beachtliche psychotische Unruhe besteht, legen wir als dritte Komponente Haloperidol zu. Man gibt initial 2 mg langsam intravenös und achtet dabei auf Atmung und Blutdruck. Die Injektion sollte nicht schneller als stündlich wiederholt werden, weil andernfalls mit einer Haloperidol-Psychose zu rechnen wäre. Eine (seltene) Hypotonie auf Haloperidol spricht schlecht auf Dopamin an.

Beim Absetzen achtet man darauf, daß Haloperidol zuerst, danach Diazepam und zuletzt Clomethiazol abgesetzt wird. Eine „Nachbehandlung" mit Clomethiazol-Tabletten nach Verlegung auf die Allgemeinstation halten wir aus drei Gründen für gefährlich: Erstens muß die Schwester beim Austeilen jeder Dosis solange neben dem Patienten stehen bleiben, bis er die aktuelle Dosis geschluckt hat; soviel Zeit steht beim heutigen Schwesternmangel meist nicht zur Verfügung. Zweitens schwankt die individuelle Bioverfügbarkeit des Clomethiazol erheblich, und der therapeutische Quotient ist klein, weshalb am ersten Tag der oralen Medikation der Patient engmaschig überwacht werden muß; auch dies gerät zur Personalfrage. Drittens muß Clomethiazol stufenweise abdosiert werden, woran der Stationsarzt bei jeder Visite und die Dispensierschwestern aller Schichten beim Austeilen jeder Dosis denken müssen. Die Erfahrung zeigt, daß häufig die gleiche Tagesdosis über längere Zeit verordnet wird. Dann entwickelt sich eine Abhängigkeit von Clomethiazol.

Bei vielen Patienten besteht während des Entzuges auch dann noch eine Tachykardie, wenn die motorische Symptomatik mit einem oder mehreren der vorgenannten Pharmaka bereits beherrscht ist und auch kein Thiamindefizit mehr besteht. Dann ist ein Versuch mit einem kardioselektiven Betablocker gerechtfertigt (19).

Besondere Aufmerksamkeit verdient auch eine Hyperthermie, die man wie bei Vergiftungen mit trizyclischen Antidepressiva oder Antihistaminderivaten von vornherein als große Gefahr einschätzen muß. Die Körpertemperatur kann man nur physikalisch senken; Antipyretika haben keinen Nutzen.

Ethanol reduziert die körpereigene Abwehr des Organismus durch Hemmung der zellulären Immunabwehr erheblich (4, 16). Beim ersten Anzeichen einer Infektion ist daher eine adäquate Behandlung mit Antibiotika nach den Regeln der Intensivmedizin geboten.

In neuerer Zeit sind weitere Pharmaka für die Behandlung des Ethanolentzugssyndroms vorgeschlagen worden. Lithiumsalze waren in einer kontrollierten Studie *nicht* wirksam (6). Wie beim Morphinentzug (10) und bei der Raucherentwöhnung (24), so wurde auch beim Ethanolentzug der zentral an α-Rezeptoren wirksame Agonist Clonidin erprobt. Die Wirksamkeit des Clonidin bei so unterschiedlichen Entzugssyndromen ist ein bemerkenswerter Hinweis auf den sehr generellen Charakter dieser Syndrome.

Literatur

1. Banerjee SP, Sharma VK, Khanna JM (1978) Alterations in β-adrenergic receptor binding during ethanol withdrawal. Nature 276: 407–409
2. Blum K, Eubanks JD, Wallace JE, Hamilton H (1976) Enhancement of alcohol withdrawal convulsions in mice by haloperidol. Clin Toxicol 9: 427–434
3. Charness ME, Querimit LA, Henteleff M (1988) Ethanol differentially regulates G-proteins in neural cells. Biochem Biophys Res Commun 155: 138–143
4. Dunne FJ (1989) Alcohol and the immune system. Brit Med J 298: 543
5. Feuerlein W (1984) Alkoholismus – Mißbrauch und Abhängigkeit. Thieme, Stuttgart
6. Fuente de la JR, Morse RM, Niven RG, Ilstrup DM (1989) A controlled study of lithium carbonate in the treatment of alcoholism. Mayo Clinic Proc 64: 177–180
7. Fulop M (1989) Alcoholism, ketoacidosis, and lactic acidosis. Diabetes/Metabolism Reviews 5: 365–378
8. Gandhi CR, Ross DH (1989) Influence of ethanol on calcium, inositol phospholipids and intracellular signalling mechanisms. Experientia 45: 407–412
9. Gianoulakis C (1989) The effect of ethanol on the biosynthesis and regulation of opioid peptides. Experientia 45: 428–435
10. Gold MS, Pottash AC, Sweeney DR, Kleber HD (1980) Opiate withdrawal using clonidine. J Am Med Assoc 243: 343–346
11. Goldstein A (ed) (1989) Molecular and cellular aspects of the drug addictions. Springer, Berlin
12. Habscheid W, Heidbreder E (1989) Letaler Verlauf einer alkoholinduzierten Ketoacidose. Dtsch Med Wschr 113: 2007–2009
13. Harper JC, Brennan CH, Littleton JM (1989) Genetic up-regulation of calcium channels in a cellular model of ethanol dependence. Neuropharmacology 28: 1299–1302
14. Hell D, Six P (1977) Thiamin-, Riboflavin- und Pyridoxin-Versorgung bei chronischem Alkoholismus. Dtsch Med Wschr 102: 962–966
15. Hintze G, Cüppers HJ, Mokry H, Hein D, Köbberling J (1988) Die alkoholische Ketoazidose, eine wichtige Differentialdiagnose zur diabetischen Ketoazidose. Dtsch Med Wschr 113: 725–727
16. Jerrells TR, Peritt D, Marietta C, Eckardt MJ (1989) Mechanisms of suppression of cellular immunity induced by ethanol. Alcoholism Clin Exp Res 13: 490–493
17. Khawaja JA, Lindholm DB, Niittyla J (1978) Selective Inhibition of protein synthetic activity of cerebral membrane-bound ribosomes as a consequence of ethanol ingestion. Res Comm Chem Path Pharmacol 19: 185–188
18. Koob GF, Bloom FE (1988) Cellular and molecular mechanisms of drug dependence. Science 242: 715–723
19. Kraus ML, Gottlieb LD, Horwitz RI, Anscher M (1985) Randomized clinical trial of atenolol in patients with alcohol withdrawal. N Engl J Med 313: 905–909
20. Le AD, Mana MJ, Pham T, Khanna JM, Kalant H (1989) Effects of Ro 15-4513 on the motor impairment and hypnotic effects of ethanol and pentobarbital. Eur J Pharmacol 159: 25–40
21. Lovinger DM, White G, Weight FF (1989) Ethanol inhibits NMDA-activated ion current in hippocampal neurons. Science 243: 1721–1724
22. Mhatre M, Ticku MK (1989) Chronic ethanol treatment selectively increases the binding of inverse agonists for benzodiazepine binding sites in cultured spinal cord neurons. J Pharmacol Exper Ther 251: 164–168
23. Mochly-Rosen D, Chang FH, Cheever L, Kim M, Diamond I, Gordon AS (1988) Chronic ethanol causes heterologous desensitization of receptor by reducing α_s messenger RNA. Nature 333: 848–850
24. Ornish SA, Zisook S, McAdams LA (1989) Effects of transdermal clonidine treatment on withdrawal symptoms associated with smoking cessation – A randomized, controlled trial. Arch Intern Med 148: 2027–2031
25. Peters TJ, Ward RJ, Duane P, Preedy VR (1988) Clinical and experimental skeletal muscle alcoholic myopathy. Biochem Soc Transact 16: 250–251

26. Suzdak PD, Glowa JR, Crawley JN, Schwartz RD, Skolnick P, Paul SM (1986) A selective imidazobenzodiazepine antagonist of ethanol in the rat. Science 234: 1243–1247
27. Thompson WL (1978) Management of alcohol withdrawal symptoms. Arch Intern Med 138: 278–283
28. Ticku MK (1989) Ethanol and the benzodiazepine-GABA receptor-ionophore complex. Experientia 45: 413–417
29. Urbano-Marquez A, Estruch R, Navarro-Lopez F, Grau JM, Mont L, Rubin E (1989) The effects of alcoholism on sceletal and cardiac muscle. N Engl J Med 320: 409–415

Anschrift des Verfassers:
Prof. Dr. Dipl.-Phys. H.-H. Wellhöner
Abt. Toxikologie der MHH
Konstanty-Gutschow-Str. 8
3000 Hannover 61

Das lebensbedrohliche Alkoholdelir – Kombinationstherapie mit Clomethiazol

V. Schuchardt[1], W. Schwarzer[2]

[1]Neurologische Universitätsklinik Heidelberg (Direktor: Prof. Dr. W. Hacke)
[2]Neurologische Abteilung der Rhein. Landesklinik Bonn (Leiter: Prof. Dr. R. Heitmann)

Einleitung

Eineinhalb bis zwei Millionen Bundesbürger, etwa 3 % der Bevölkerung, sind als Alkoholiker zu bezeichnen. Sie sind körperlich, psychisch oder sozial vom Alkohol geschädigt, zeigen Toleranzentwicklung, Entzugssymptome beim Absetzen und eine psychische Abhängigkeit im Sinne des „Trinken-Müssens" (5, 6, 17, 25). Die betroffenen Männer nehmen durchschnittlich über 60 Gramm reinen Alkohols, die Frauen über 30 g zu sich (8). Der Alkoholismus ist mit einer Vielzahl von Krankheiten und Komplikationen verbunden, bei zahlreichen neurologischen Leiden ist der Anteil der Alkoholiker so hoch, daß zumindest eine begünstigende Wirkung des Äthanols angenommen werden muß (Tabelle 1; 11, 21, 25). Unter den direkten Alkoholfolgeerkrankungen ist neben der akuten Alkoholintoxikation, der Alkoholhalluzinose, und dem Wernicke-Korsakow-Syndrom das Alkoholdelir bei weitem die häufigste und wichtigste Komplikation des chronischen Alkoholismus.

Warum nur 5–15 % aller Alkoholkranken eines oder mehrere Delirien erleiden (7), ist nicht bekannt. Betroffen sind mehr Männer, doch der Anteil der Frauen nimmt ebenso zu wie der der Jugendlichen. Alle Berufsgruppen und sozialen Schichten sind anzutreffen, allerdings sind mit etwa 13 % der Delirpatienten Gastwirte und Kellner überrepräsentiert (23). Ungeklärt ist die Pathogenese. Die Deutung, daß der Entzug der sedierenden Droge Alkohol zum Überwiegen des aktivierenden adrenergen Systems führt und für die Mehrzahl der klinischen Symptome verantwortlich sei, erscheint unbefriedigend. Denn nach den eigenen klinischen Erfahrungen tritt das manifeste Delir nur bei der Hälfte der Kranken im

Tabelle 1. Alkohol als pathogenetischer Faktor bei 1 720 Intensivpatienten der RLK Bonn. (Nach 25)

		davon Alkoholiker
ZNS-Trauma	141	28 % (35 %[a])
Epileptische Anfälle	280	29 %
Akute Intoxikationen	193	23 %
Bakterielle Meningitis	77	16 %
Großhirninfarkt	117	13 %
Hirnmassenblutung	92	12 %
Subarachnoidalblutung	59	9 %

[a] einschließlich akute Alkoholintoxikationen

23

zeitlichen Zusammenhang mit einem relativen oder absoluten Entzug auf; bei den anderen kommt es zum Delirium trotz fortgesetzten Alkoholkonsums oder sogar im Exzess (22).

Über die Behandlung dieser schweren Erkrankung soll hier berichtet werden. Die folgende Darstellung stützt sich im wesentlichen auf die Erfahrungen mit 103 lebensbedrohlichen, auf der Intensivstation der Rheinischen Landesklinik Bonn behandelten Alkoholdelirien. Diese 103 Verläufe stellen eine Extremauswahl besonders schwerer Delirien dar und machen nur 7 % aller Delirien aus, die zwischen 1979 und 1989 in der gesamten Rheinischen Landesklinik Bonn behandelt wurden.

Symptomatik und Stadien

Das Vollbild des Alkoholdelirs ist kaum fehlzudeuten. Neben den Allgemeinzeichen des Alkoholismus mit Stammfettsucht, Hepatomegalie, Leberzirrhose, vegetativer Fehlregulation, typischer Laborkonstellation mit Erhöhung von Transaminasen und Gamma-GT und einer hyperchromen Anämie stehen drei Symptomgruppen im Vordergrund: Die Zeichen des exogenen Reaktionstyps, die Symptome der akuten produktiven Psychose sowie das neurovegetative Syndrom.

Der *exogene Reaktionstyp* ist geprägt durch Desorientiertheit, Störungen der Merk- und Konzentrationsfähigkeit, affektive Beeinträchtigung mit inadäquater Heiterkeit oder panischer Angst und schließlich Bewußtseinsstörungen von der leichten Bewußtseinstrübung mit elementarer Unruhe bis hin zum Koma. Die zweite Symptomgruppe ist charakterisiert durch Symptome der *akuten Psychose* mit illusionärer Verkennung, in der der Patient Pflegekräfte und Arzt für Saufkumpanen oder Kellner hält; optische, haptische und akustische Halluzinationen, in denen der Patient z. B. Insekten und Würmer auf der Bettdecke sieht und aufzulesen trachtet oder aber erschreckende Szenen wahrnimmt, die ihn ängstigen und zu panischen Reaktionen treiben können. Die typische Suggestibilität läßt ihn vom leeren Blatt ablesen oder nicht vorhandene Gläser austrinken. Die *neurovegetativen Erscheinungen* werden zur dritten Symptomgruppe zusammengefaßt. Sie bestehen aus Fieber ohne Infekt, exzessivem Schwitzen mit erheblichen Flüssigkeitsverlusten, Tachykardie und Blutdruckentgleisung, Tremor, mimischem Beben und lebhaften Muskeleigenreflexen.

Nach der Schwere des klinischen Bildes lassen sich drei Stadien unterscheiden (22). Das *erste Stadium* manifestiert sich allein in flüchtigen, vornehmlich abendlichen Sinnestäuschungen *oder* passagerer vegetativer Symptomatik mit Schreckhaftigkeit, Schlafstörungen, Schwitzen und exzessivem Tremor. Hirnorganische Anfälle sind häufig im unvollständigen, sogenannten beginnenden Delir.

Das *zweite Stadium* stellt das Vollbild dar: Symptome des exogenen Reaktionstyps mit Desorientiertheit und elementarer Unruhe, Zeichen der akuten produktiven Psychose mit Halluzinationen, Illusionen und Suggestibilität sind begleitet von einer ausgeprägten vegetativen Fehlregulation.

Es ist sinnvoll, ein *drittes Stadium* abzugrenzen. Es umfaßt die Patienten mit schweren Bewußtseinsstörungen oder Bewußtlosigkeit und vital bedrohlichen kardialen, pulmonalen und anderen Komplikationen. Delirien des Stadiums III machen regelmäßig eine Intensivtherapie erforderlich.

Die Differentialdiagnose (Tabelle 2) umfaßt Krankheitszustände mit „deliranter" Unruhe, produktiven psychotischen Phänomenen und begleitender vegetati-

24

Tabelle 2. Differentialdiagnose des Alkoholdelirs

Alkoholfolgeerkrankungen
Alkoholhalluzinose
Wernicke-Korsakow-Syndrom

Toxische Erkrankungen
Medikamentendelir
Rauschmitteldelir
Pharmakogenes Delir
E-605-Intoxikation

Hirnerkrankungen
Hirnarteriosklerose
Meningitis
Enzephalitis
Hirntumor
Epilepsie

Interne Erkrankungen
Hyperthyreose
Tetanie
Hepatische Enzephalopathie

ver Fehlregulation. Hier sind vor allem andersartige toxische Schädigungen wie das Medikamentendelir und der Drogenentzug zu nennen, zudem Verwirrtheitszustände bei Hirnarteriosklerose; posttraumatische, posthypoxische, posthypoglykämische Durchgangssyndrome, schließlich Entzündungen des zentralen Nervensystems und unter den internen Erkrankungen die hepatische Enzephalopathie mit dem charakteristischen „flapping tremor" und unter anderem die akute Hyperthyreose. Neurologische Herdzeichen gehören nicht zum Alkoholdelir und sollten stets zu einer weitergehenden Diagnostik führen, insbesondere Computertomographie und Liquoruntersuchung.

Behandlung

Ziele der Behandlung sind die Dämpfung der produktiv-psychotischen Symptomatik, die Beeinflussung insbesondere von Unruhe, Angst und ggf. Aggressivität, die Stabilisierung der vegetativen Fehlregulation und schließlich die Verhinderung und Behandlung von Komplikationen.

Stufenplan der Therapie

Im Stadium I des unvollständigen oder sogenannten Prädelirs mit flüchtigen Halluzinationen oder leichten vegetativen Symptomen ist eine gezielte Behandlung oft gar nicht erforderlich. Gegebenenfalls kann eine Beruhigung des Patienten mit Benzodiazepinen erreicht werden, ohne daß ein Delir in seinem Vollbild ausbricht. Bei anhaltender und klinisch-bedrohlicher Symptomatik sollte mit der frühzeitigen oralen Clomethiazol-Therapie (z. B. 5 × 2 Kapseln/die) nicht gezögert werden. Wegen des Suchtpotentials des Clomethiazol sollte die Gabe jedoch nur unter stationären Bedingungen erfolgen. Es kann als gesichert angesehen werden, daß durch die frühzeitige Clomethiazol-Therapie Häufigkeit und Schwere der Alkoholdelirien vermindert werden (9, 24).

Im manifesten Delir (Stadium II) mit affektiven und Antriebsstörungen, Halluzinationen, Verkennung und vegetativer Fehlregulation stellt die Kombinationstherapie mit Clomethiazol und einem hochpotenten Neuroleptikum unter stationären Bedingungen die Behandlung der Wahl dar (10, 22, 25). Clomethiazol hat eine sedierende, anxiolytische, hypnotische und vegetativ stabilisierende Wirkung, so daß vor allem die Symptome des akuten exogenen Reaktionstyps und der vegetativen Entgleisung günstig beeinflußt werden. Die Substanz besitzt einen starken antikonvulsiven Effekt, weshalb trotz der erniedrigten Anfallsschwelle der Delirkranken eine darüber hinausgehende antikonvulsive Therapie nicht erforderlich wird. Aufgrund der kurzen Halbwertszeit von 3–3½ Stunden ist Clomethiazol gut steuerbar. Es dürfte seine Wirkung über eine Verstärkung des inhibitorischen Transmitters GABA entfalten (20). Tagesdosen von 8 g, unter Intensivbedingungen von 16 g, sollten nicht überschritten werden. Für die vollständige Dämpfung der produktiv-psychotischen Symptomatik, insbesondere der oft erschreckenden Halluzination, werden bei einer Clomethiazol-Monotherapie allerdings exzessive Dosen erforderlich. Nebenwirkungen wie zu starke Sedierung und mechanische Atemstörung durch Zurückfallen der Zunge, zentrale Atemstörungen, vermehrte Bronchialsekretion mit Gefahr von Pneumonien und Atelektasenbildungen, Tachykardie und Kreislaufregulationsstörungen wären zu befürchten. Deshalb wird vom Autor eine Kombinationstherapie von Haloperidol mit Clomethiazol bevorzugt, wie sie 1980 erstmals von Finzen und Kruse (10) vorgeschlagen wurde. Hierdurch kann die erforderliche Clomethiazol-Gabe und damit das Nebenwirkungsrisiko entscheidend verringert werden, gleichzeitig ist eine ausreichende Behandlung auch der produktiv-psychotischen Symptomatik möglich. Auch Haloperidol ist nicht ohne Nebenwirkungen. Die Erniedrigung der Krampfschwelle durch hochpotente Neuroleptika stellt wegen der starken antikonvulsiven Potenz von Clomethiazol kein Problem dar. Allerdings sollte beim Ausschleichen der Medikation Clomethiazol eher etwas länger als Haloperidol verabreicht werden. Bedeutungsvolle extrapyramidale Nebenwirkungen, gar ein malignes Neuroleptikasyndrom, wurden vom Autor mit der Kombinationstherapie nicht beobachtet. Von Bedeutung freilich ist die mögliche Auslösung oder Unterhaltung eines deliranten Syndroms durch Neuroleptika, weshalb Kanzow (16) Neuroleptika zur Delirtherapie völlig ablehnt. In Übereinstimmung mit Hacke (12) dürfte jedoch eine tägliche Maximaldosis von 60 mg unbedenklich sein. Die orale Dosierung bei Kombinationstherapie geht bis 12 × 2 Kapseln Clomethiazol per os/die und bis 3–6 × 10 mg Haloperidol per os oder i.v. Die orale Kombinationsbehandlung kann im Regelfall außerhalb der Intensivstation erfolgen.

In etwas mehr als 5 % aller Delirien ist eine klinische Stabilisierung mit oralen Clomethiazol- und Haloperidol-Gaben nicht erreichbar, es kommt zu Bewußtseinsstörungen, Atemstörungen bis hin zur Intubationsbedürftigkeit. Delirien dieses Schweregrades sind dem Stadium III zuzuordnen. Eine Intensivüberwachung und -behandlung ist unabdingbar. Haloperidol wird mit 6 × 10 mg i.v./die in Bolusform verabreicht. Clomethiazol kann „im Schuß" in Einzeldosen bis 150 ml infundiert werden, bis eine beruhigende Wirkung einsetzt und der Patient in einen schlafähnlichen Zustand versetzt wird, aus dem er erweckbar bleibt. Dann sollte das Infusionssystem abgekoppelt werden, damit nicht ungewollt – oder vom Patienten herbeigeführt – eine unkontrollierte Infusion erfolgt. Unter engmaschiger Überwachung und mit modernen Infusionspumpen mit geeigneter Alarmmöglichkeit ist eine Dauerinfusion mit stündlichen Dosen bis maximal 80 ml ebenso möglich.

Alternative Behandlungsansätze

Für die Behandlung des Alkoholdelirs wurde eine Vielzahl von Pharmaka eingesetzt (Tabelle 3). Als Monotherapeutika dürften sie alle der Monotherapie mit Clomethiazol, erst recht der Kombinationstherapie Clomethiazol/Haloperidol unterlegen sein.

Paraldehyd muß wegen seiner Hepatotoxizität, möglicher Entstehung toxischer Stoffwechselprodukte, die zum Herztod führen können, wegen der Gefahr der Gewöhnung und Auslösung deliranter Syndrome als obsolet angesehen werden (3, 22).

Barbiturate haben wegen ihrer langen Halbwertszeit eine schlechte Steuerbarkeit und bieten eine unzureichende Wirkung auf die produktiv-psychotische Symptomatik.

Benzodiazepine, insbesondere das in den USA als Mittel der Wahl geltende Chlordiazepoxid, das nach McGrath (18) beim manifesten Delir dem Clomethiazol eindeutig unterlegen ist, sind nicht ausreichend wirksam und bergen die Gefahr der Kumulation. Trotz hoher Benzodiazepin-Dosen bleiben die Patienten oft wach und agitiert (18, 26).

Tabelle 3. Behandlung des schweren Delirs – Monotherapie unzureichend

Äthanol	hepatotoxisch verhindert Ausbruch des Delirs nicht
Paraldehyd	hepato- und kardiotoxisch schlecht steuerbar nicht antipsychotisch
Barbiturate	schlecht steuerbar nicht antipsychotisch
Benzodiazepine	nicht antipsychotisch
Neuroleptika	nicht ausreichend sedierend Senkung der Krampfschwelle Verlängerung des Delirs (?) cave: malignes Neuroleptikasyndrom
Clonidin	nicht ausreichend sedierend nicht antipsychotisch
Clomethiazol	nicht ausreichend antipsychotisch Atemstörungen Kreislaufstörungen vermehrte Bronchialsekretion (?) (Abhängigkeitspotential)
Antikonvulsiva **Piracetam** **Betablocker**	nicht ausreichend wirksam beim manifesten Delir

Neuroleptika führen in den erforderlichen hohen Dosen zu Anfällen und beinhalten die Gefahr von Dyskinesien; zudem wird ihnen eine delirverlängernde Wirkung zugeschrieben. Unter Neuroleptika allein ist die Letalität der Alkoholdelirien eindeutig höher als unter Clomethiazol (1, 4, 15, 22). Sie eignen sich allerdings zur Kombinationstherapie.

Antikonvulsiva haben als Monotherapeutika in der Delirbehandlung keinen Platz (4, 24).

Piracetam sollte zwar als GABA-Derivat theoretisch einen günstigen Einfluß haben, eine gewisse Wirkung entfaltet es jedoch höchstens beim unvollständigen Delir (24).

Betablocker sind allenfalls als Begleittherapeutika sinnvoll (4, 22).

Vom Einsatz des *Äthanols* muß abgeraten werden. Auch wenn bei parenteralen Dosen von 7–10 g/h – entsprechend 150–200 ml einer 5%igen Lösung – eine toxische Schädigung der Leber nicht zu erwarten ist, kann durch Alkoholgaben der Ausbruch eines manifesten Delirs weder zuverlässig verhindert noch dieses ausreichend beherrscht werden.

Einen neuen Behandlungsansatz stellt *Clonidin* dar. Da ein erhöhter Sympathikotonus in der Entstehung zumal der vegetativen Symptome des Delirs eine entscheidende Rolle spielen dürfte, ist eine Stimulierung zentral inhibitorischer α_2-Rezeptoren pathophysiologisch sinnvoll. In Dosen von 1 bis 2 Amp./h i.v. (0,15–0,3 mg/h) werden vor allem die kardiovaskulären und vegetativen Symptome günstig beeinflußt. Die Dämpfung der elementaren Unruhe und der produktiven Symptomatik ist dagegen in der Regel keineswegs ausreichend, so daß von den Anwendern regelmäßig eine begleitende Medikation mit Benzodiazepinen, Clomethiazol oder Haloperidol durchgeführt wurde (13, 14, 19). Ob Clonidin wirklich zu einer Verkürzung des Delirs führt, wie es von Metz und Nebel (19) angegeben wird, muß durch weitere Untersuchungen geklärt werden. Clonidin ist für die Indikation der Delirbehandlung vom Bundesgesundheitsamt noch nicht offiziell zugelassen.

Begleittherapie

Schwerste, lebensbedrohliche Delirien des Stadiums III machen eine komplexe Begleittherapie erforderlich. Ein *Flüssigkeitsdefizit*, bedingt durch Fieber, Schwitzen, Durchfälle, Erbrechen, unzureichende Flüssigkeitszufuhr vor der Aufnahme macht besonders initial eine ausreichende Flüssigkeitszufuhr erforderlich. Während der Akutphase des Delirs sollten mindestens 4 Liter/Tag verabreicht werden. Besondere Beachtung muß dem *Elektrolythaushalt* geschenkt werden. Eine Hyponatriämie ist vor allem durch exzessives Schwitzen bedingt, auf die Gefahr der zentralen pontinen Myelinolyse im Zusammenhang mit Hyponatriämie und deren zu raschem Ausgleich sei hingewiesen. Eine Hypokaliämie ist besonders bei häufigem Erbrechen zu erwarten; dies ist von Bedeutung im Hinblick auf eine eventuelle Digitalisierung, außerdem besteht bei Patienten mit unzureichend behandelter Hypokaliämie in stärkerem Maße die Gefahr eines Korsakow-Syndroms (2). Delirante Patienten haben auch bei normalen Serum-Magnesiumwerten häufig einen Magnesiummangel; eine ausreichende Zufuhr von Magnesium und Spurenelementen dürfte durch 1 Amp. *Inzolen*/Tag gewährleistet sein. Entgleisungen des Säure-Basen-Haushaltes äußern sich sowohl in einer respiratorischen Alkalose infolge Hyperventilation mit der Notwendigkeit einer stärkeren Sedierung als auch in einer metabolischen Alkalose bei exzessivem Erbrechen oder einer korrekturbedürftigen metabolischen Acidose nach hirnorganischen Anfällen. Der *Kalorienbedarf* des deliranten Patienten ist aufgrund von Fieber und Unruhe regelmäßig erhöht. Eine besondere Gefährdung stellt der *Vitamin-B$_1$-Mangel* des Alkoholikers dar, er birgt das Risiko der Entwicklung einer Wernicke-Enzephalopathie. Deswegen sollten alle Delirpatienten initial, vor der ersten Glucoseinfusion, 100 mg Vitamin B$_1$ (1 Amp. *Benerva*) langsam i.v. erhalten.

Auswirkungen der vegetativen Fehlregulation wie Tachykardie, hypertone Blutdruckentgleisung oder Kreislaufschock machen eine symptomatische Zusatztherapie erforderlich. Bei schwerwiegenden Bewußtseinsstörungen sollte frühzeitig, gegebenenfalls nur zur Bronchialtoilette, die Intubation und bei Bedarf auch die Beatmung erfolgen. Pneumonien sind die häufigste Komplikation und müssen antibiotisch behandelt werden. Neurologische Herdzeichen und trotz Clomethiazol-Gabe auftretende hirnorganische Anfälle gehören nicht zum klassischen Bild des Alkoholdelirs. Anderweitige Hirnerkrankungen, insbesondere Hirnkontusionen, -blutungen, Meningitiden und Enzephalitiden müssen ausgeschlossen werden. Die wichtigsten Komplikationen und die symptomatische Begleittherapie sind in den Tabellen 4 und 5 wiedergegeben.

Tabelle 4. Komplikationen bei 103 Delirpatienten, Stadium III, der RLK Bonn

	beatmet (n = 29)	nicht beatmet (n = 74)
Pneumonie	26	6
Kreislaufschock	4	–
Hypertensive Krise	5	–
Herzrhythmusstörungen	10	–
Leberkoma	2	–
Pankreatitis	1	1
Niereninsuffizienz	1	–
Exitus letalis	**2**	**–**

Tabelle 5. Therapie bei 103 Delirpatienten, Stadium III, der RLK Bonn

	beatmet (n = 29)	nicht beatmet (n = 74)
Clomethiazol	29	74
Haloperidol	29	71
Tranquilizer	10	2
Opiate	12	–
niederpotente Neuroleptika	3	2
Digitalis	14	3
Betablocker	16	1
Verapramil	4	2
Clonidin	5	2
Dopamin	5	1
Antibiotika	23	11

Schluß

Die Prognose des bedrohlichen Alkoholdelirs hat sich dank der modernen Pharmako- und Intensivtherapie im Vergleich zu früheren Jahren ganz entscheidend gebessert, die Letalität liegt bei durchschnittlich 1 bis 8 %, in der eigenen Patientengruppe bei 2 von 103 Kranken mit schwersten lebensbedrohlichen Deliren. Die medikamentöse Therapie der Wahl ist heute stets eine Kombinationstherapie, wobei nach den eigenen Erfahrungen Clomethiazol in Kombination mit einem hochpotenten Neuroleptikum der Vorzug zu geben ist. Weitere beschriebene Kombinationstherapien bestehen aus Dihydrobenzperidol plus Diazepam oder Clonidin plus verschiedene Psychopharmaka. Eine abschließende Bewertung der unterschiedlichen Studien ist hierbei kaum möglich. Neben der unzureichenden Definition der Delirschwere in manchen Publikationen sind die Krankenkollektive wahrscheinlich nicht vergleichbar. Dies dürfte an der Art der regional gebräuchlichen Alkoholika und an den Trinkgewohnheiten liegen („Dauerpegel" oder „Alkoholaufnahme bis zur Volltrunkenheit"), es dürfte mit genetischen Faktoren der Alkoholtoleranz in Verbindung stehen und auch mit regional unterschiedlicher medikamentöser Vorbehandlung der Delirkranken. Wünschenswert wären also kontrollierte und randomisierte Vergleichsstudien.

Die vorliegende Darstellung befaßte sich mit dem manifesten, voll ausgeprägten Alkoholdelir. Die Problematik der Delirprophylaxe etwa bei frisch operierten, bekannt alkoholkranken Patienten wurde hier nicht behandelt. Sie ist jedoch schon zahlenmäßig von besonderer Bedeutung, vor allem in Chirurgischen, Kieferchirurgischen und Hals-Nasen-Ohrenärztlichen Kliniken. Deshalb sind Untersuchungen zur optimalen Delirprophylaxe erforderlich. Es gilt insbesondere zu klären, ob die vielerorts geübte prophylaktische orale oder parenterale Alkoholgabe vertretbar ist oder ob sie nicht durch eine prophylaktische Psychopharmaka-Medikation oder eine gezielte Therapie erst bei Einsetzen einer deliranten Symptomatik ersetzt werden kann.

Literatur

1. Athen D, Hippius H, Meyendorf R, Riemer C, Steiner C (1977) Ein Vergleich der Wirksamkeit von Neuroleptika und Clomethiazol bei der Behandlung des Alkoholdelirs. Nervenarzt 48: 528–532
2. Beckmann H, Athen D (1978) Die Therapie des Delirium tremens. Dtsch Med Wochenschr 37: 1427–1428
3. Bischof HL (1969) Zur Pathogenese des Alkoholdelirs. Nervenarzt 40: 318–325
4. Editorial (1987) Die Behandlung des Delirium tremens bei Alkoholentzug. Arzneimittelbrief 21: 97–100
5. Feuerlein W (1979) Alkoholismus – Mißbrauch und Abhängigkeit. Thieme, Stuttgart
6. Feuerlein W (1984) Definition, Entstehungsbedingungen und Epidemiologie des Alkoholismus. In: Zang D (Hrsg) Klinische Genetik des Alkoholismus. Kohlhammer, Stuttgart, S 17–23
7. Feuerlein W (1984) Alkoholismus – Mißbrauch und Abhängigkeit. Thieme, Stuttgart
8. Feuerlein W (1989) Aktuelle Beiträge zur Definition und Therapie der Alkoholkrankheit. Neuropsychiatrie 3: 7–12
9. Feuerlein W, Reiser E (1986) Parameter, die den Verlauf und die Ergebnisse der Behandlung des Delirium tremens beeinflussen. In: Evans JG, Feuerlein W, Glatt MM, Kanowski S, Scott DB (Hrsg) Clomethiazol. Verlag für angewandte Wissenschaften, München, S 94–97

10. Finzen C, Kruse G (1980) Kombinationstherapie des Alkoholdelirs mit Haloperidol und Clomethiazol. Psychiat Prax 7: 50–56
11. Gill JS, Zezulka AV, Shipley MJ, Gill SK, Beevers DG (1986) Stroke and alcohol consumption. New Engl J Med 315: 1041–1046
12. Hacke W: Neurologische Intensivmedizin. Perimed Erlangen, 1986
13. Hausen M, Vogel A (1984) Hochdosierte Clonidintherapie – Ein neuer Weg zu Beherrschung des Alkoholentzugdelirs? Verh Deutsch Ges Inn Med 90: 934–937
14. Heuzeroth L, Grüneklee D (1988) Clonidin – eine Alternative in der Behandlung des Delirium tremens. Med Klin 83: 783–789
15. Holzbach E, Büller KE (1978) Die Behandlung des Delirium tremens mit Haldol® Nervenarzt 49: 405–409
16. Konzow WT (1983) Das alkoholische Delirium tremens. Pathogenese und Therapie. Dtsch Ärzteblatt 45: 57–62
17. Kruse W (1978) Der Alkoholkranke aus der Sicht des Allgemeinarztes. Dtsch Ärzteblatt 75: 1747–1750
18. McGrath SD: A controled trial of Clomethiazole and Chlordiazepoxide in the treatment of the acute withdrawalphase of alcoholism. Conference on alcoholism. Longmann, London 1975, 81–90
19. Metz G, Nebel B (1983) Clonidin beim schweren Alkohol-Entzugsdelir. Fortschr Med 83: 1260–1264
20. Ögren SO (1986) Wirkungsweise des Clomethiazol. In: Evans JG, Feuerlein W, Glatt MM, Kanowski S, Scott DB (Hrsg) Clomethiazol. Verlag für angewandte Wissenschaften, München, S 3–19
21. Pearson WS (1962) The „hidden" alcoholic in the general hospital. N Caroline Med J 23: 6–10
22. Pfitzer F, Schuchardt V, Heitmann R (1988) Die Behandlung schwerer Alkoholdelirien. Nervenarzt 59: 229–236
23. Scheid W, Heitmann R, Huhn A (1985) Kurzfristige klinische Behandlung bei Sucht und Mißbrauch sowie bei deren Folgen. In: Steinbrecher W, Solms H (Hrsg) Sucht und Mißbrauch. Thieme, Stuttgart, S 3–32
24. Schied HW, Mann K (1989) Die Behandlung des Delirium tremens und des Alkoholentzugssyndroms. In: Schied HW, Mayer (Hrsg) Der chronische Alkoholismus. Fischer, Stuttgart, S 285–297
25. Schuchardt V (1988) Der Alkoholiker als Intensivpatient – Erfahrungen einer Neurologischen Intensivstation. Intensivmed 25: 55–62
26. Schuler S (1980) Das Alkoholdelir. Clomethiazol (Distraneurin®) und andere Behandlungswege. Therapiewoche 30: 7376–7380

Anschrift des Verfassers:
Priv.-Doz. Dr. med. V. Schuchardt
Neurologische Universitätsklinik
Im Neuenheimer Feld 400
6900 Heidelberg 1

Therapie und Prophylaxe des Alkoholdelirs unter besonderer Berücksichtigung der Neuroleptika

U. Braun

Zentrum Anästhesiologie, Rettungs- und Intensivmedizin
der Georg-August-Universität Göttingen

Alkoholismus und Alkoholkrankheit, die in ihren verschiedenen Aspekten auch von vielen Künstlern wie z.b. Franz Hals, William Grover und Pablo Picasso dargestellt wurden, haben eine außerordentliche soziale Bedeutung. Dies spiegelt sich auch im Rahmen der operativen Medizin wieder. In der ZMK- und HNO-Heilkunde sowie bei Eingriffen im Bereich der Speiseröhre kann man geradezu von einer Art „Alkoholchirurgie" sprechen. So ist es kein Wunder, daß man im Bereich operativer und anästhesiologischer Intensivstationen häufig mit Alkoholkranken konfrontiert wird, die eine besondere Organpathologie aufweisen und jederzeit ein Alkoholdelir entwickeln können. Die wichtigste Behandlungsmethode des manifesten Alkoholdelirs ist sicherlich die intensivmedizinische Betreuung. Über die pharmakologischen Strategien gehen die Meinungen sehr weit auseinander. In diesem Beitrag sollen die Vorteile und Grenzen einer besonderen Neuroleptika-Therapie des Alkoholdelirs dargestellt werden.

Die Geschichte der Neuroleptika beginnt mit den Phenothiazinen, die bereits lange als Anthelminthika und Antiseptika bekannt waren. Später stellte sich heraus, daß verschiedene Derivate dieser Stoffgruppe auch hochwirksame Antihistaminika sind. Laborit und Huguenard führen 1951 mit Pethidin und Promethazin eine besondere Art der Sedierung durch, die als „Hibernation artificielle" bezeichnet wurde (3). Das damals verwendete Promethazin ist uns als Atosil noch heute geläufig. Ihre Studien erregten großes Aufsehen. Laborit bat bei der Firma Rhone-Poulenc um ein Mittel mit größerer zentraler Aktivität. Ihm wurde ein chlorhaltiges Derivat, das 1950 synthetisierte Chlorpromazin (Megaphen), angeboten (3). Delay und Deniker versuchten 1952 mit diesem Medikament eine Monotherapie bei Manikern und agitierten Psychosen. Die Patienten wurden ruhig und zeigten eine Besserung von Gedächtnis und Orientierung. Kline fand 1954 mit Reserpin eine dem Chlorpromazin ähnliche Wirkung. Beiden Medikamenten gemeinsam war auch eine besondere Art von Nebenwirkungen, die man als extrapyramidales und dienzephales Syndrom bezeichnen kann. Der Umstand, daß zwei chemisch unterschiedliche Substanzen gleichzeitig ähnliche therapeutische Eigenschaften und vergleichbare Nebenwirkungen aufwiesen, veranlaßte Delay 1955 zur pharmakologischen Gruppenbezeichnung „Neuroleptika", was wörtlich „eine das Nervensystem weichmachende Funktion" umschreibet (3). 1958 synthetisierte Janssen in Belgien das Haloperidol, das als Muttersubstanz der Butyerophenone weltweit in der psychiatrischen Therapie und in anderen Disziplinen Eingang finden sollte (3, 4, 5, 9). 1961 führten De Castro und Mundeleer in Brüssel eine NLA-Pilotstudie durch, in der das kurz vorher synthetisierte Dehydrobenzperidol (DHB) eingesetzt wurde. 1963 erfolgte die Einführung des Dehydrobenzperidols in die Anästhesie. Dies war insofern eine Fehlentwicklung, als sich das

DHB für die generelle Anwendung in der Anästhesie als nur bedingt geeignet erwies. Die Geschichte der Neuroleptika ist damit jedoch gleichzeitig ein Teil der Geschichte der Anästhesie.

Diese Anmerkungen leiten uns zum pharmakologischen Profil der Neuroleptika über (1, 5, 6). Diese Pharmaka haben typische psychomotorische und emotionale Effekte, die sich in einer Verlangsamung bzw. Verminderung der Spontanmotorik und Abschirmung gegenüber der Außenwelt äußern. Daneben finden sich vegetative Wirkungen, die man als adrenolytisch (α-Blockade) beschreiben kann. Einige Neuroleptika haben eine sedierende Wirkung, sie ist aber durchaus nicht kennzeichnend für die gesamte Medikamentengruppe, für die bis heute etwa zehn chemische Grundgerüste bekannt sind. Typisch sind außerdem die antiemetische sowie die antipsychotische Wirkung. Psychotische Symptome finden sich sowohl bei einem unruhigen, schizophrenen Patienten als auch im manifesten Alkoholdelir. Es handelt sich um Zeichen von Realitätsverlust mit optischen und akustischen Halluzinationen und mit Wahndenken (11). Die für diese Diskussion relevanten Nebenwirkungen der Neuroleptika sind die sogenannten Frühdyskinesien sowie ein parkinsonähnliches Krankheitsbild (Parkinsonoid). Frühdyskinesien traten häufig bei mit Thalamonal prämedizierten Kindern mehrere Stunden nach der Prämedikation auf. Es handelt sich dabei um typische motorisch-neurologische Störungen von Augen, Gesicht und Hals bis hin zu einem manifesten Opisthotonus mit Streckung der langen Rückenmuskeln. Das Parkinsonoid bietet ein der Parkinsonschen Krankheit gleichendes Bild mit Tremor, Muskelrigor, Abnahme der Spontanmotorik und maskenhaftem Gesichtsausdruck. Beide Nebenwirkungen sind durch Dosisreduktion bzw. Absetzen der Neuroleptika und Medikation mit Biperiden leicht zu behandeln. Als neuroleptische Referenzsubstanzen gelten nach wie vor sowohl Chlorpromazin als auch Haloperidol. Der Wirkungsmechanismus ist ein dienzephal-extrapyramidaler Dopaminantagonismus. Die Wirkorte der Neuroleptika liegen im nigrostriären, mesolimbischen und tuberoinfundibulären Dopaminsystem. Die extrapyramidal-motorischen Eigenschaften der Neuroleptika sind durch die Beeinflussung des nigrostriären Systems zu erklären, während ihre therapeutische Wirkung auf den Einfluß im mesolimbischen System zurückzuführen ist. Leider sind die therapeutischen und extrapyramidal-motorischen Wirkungen der Neuroleptika miteinander verknüpft (1, 4, 5, 6).

Für die Behandlung des floriden Alkoholdelirs bietet sich insbesondere Dehydrobenzperidol an (5, 6). Im Vergleich zu Haloperidol findet man unter diesem Medikament einen rascheren Wirkungseintritt bei intravenöser Applikation (etwa 10 gegen 30 min) sowie eine kürzere Wirkdauer (2–4 gegen 8–20 h). DHB ist etwa doppelt so stark antipsychotisch und 10–20fach stärker antiemetisch wirksam als Haloperidol. Es hat eine etwas stärkere adrenolytische Wirkung und vermittelt keine Sedierung. Dies ist typisch für die mehr spezifisch antipsychotischen Neuroleptika. Diese Medikamente, wie vor allem auch das DHB, beeinflussen als einzige der in der Delirbehandlung verwendeten Pharmaka gezielt die psychotischen Symptome, wobei die Halluzinationen und das Wahndenken unterdrückt und gleichzeitig Desorientiertheit, Verwirrtheit und motorische Unruhe gebessert werden (10). Es findet sich auch ein vegetativ-adrenolytischer Effekt, der durchaus erwünscht ist. Allerdings ist es nicht möglich, die zerebrale Krampfneigung zu vermindern, sie kann sogar verstärkt werden, und bildet damit die wichtigste Indikation für eine begleitende Benzodiazepin-Medikation, die auch insbesondere die Unruhe und Erregtheit dämpft.

Bei Verdacht auf Alkoholdelir (Facies alcoholica, Fremdanamnese, typische Organpathologie, Symptomatik des Delirs) verabreichen wir 10–25 mg DHB i.v. Tritt nach einigen Minuten eine Besserung der Symptomatik auf, so betrachten wir dies als Bestätigung der Diagnose. Es werden dann Perfusoren mit DHB (125 mg/50 ml) und Midazolam (60–150 mg/50 ml) angesetzt. Die Medikation erfolgt nach Symptomatik steigend bis zu einer Dosierung von 25 mg/h DHB sowie 20 mg/h Midazolam.

Diese Kombinationstherapie mit DHB und einem Benzodiazepin führten wir inzwischen bei 20 Delirpatienten durch. Es handelte sich dabei um größere elektive Eingriffe in der Zahn- und Mund-Kieferchirurgie sowie um Patienten mit Neuro- und Polytrauma. Die Behandlungsdauer betrug im Mittel 4,4 Tage (2–8). Die mittlere DHB-Gesamtdosis betrug 1100 mg (175–2850), und die mittlere DHB-Tagesdosis wurde mit 250 mg errechnet. Die Kombinationstherapie erfolgte mit Diazepam, Rohypnol und Midazolam. Alle Patienten wurden beatmet. Wichtig war außerdem eine angemessene Steuerung des Flüssigkeits- und Elektrolythaushaltes sowie eine medikamentöse Betreuung, die eine regelmäßige Vitamin-B-Zufuhr einschließt.

Die Mortalität in dieser Gruppe war Null. Parkinsonähnliche Krankheitsbilder fanden sich in 10 %. Diese wurden einmal durch DHB-Absetzen und einmal durch DHB-Dosisreduktion sowie in beiden Fällen durch zweimalige Biperiden-Medikation behandelt. In 40 % der Fälle fand sich eine deutliche Kreislaufinstabilität mit mehrmaliger Blutdruck- und Frequenzveränderung von mehr als 30 % im Verhältnis zum Tagesmittelwert. Wundinfektionen traten insbesondere bei den ZMK-Patienten auf, insgesamt mit 20 %. Temperaturerhöhungen um über 39 °C rektal fanden sich in 50 % der Fälle. Dabei war nur in 15 % eine pulmonale Infektion beteiligt. Es handelte sich also um eine Patientengruppe, die im Rahmen der Intensivtherapie nicht mit einer besonderen Mortalität, jedoch insgesamt mit sehr hoher Morbidität belastet ist. Die Frage der Mortalität ist mit großer Wahrscheinlichkeit nicht allein auf die Art der medikamentösen Therapie, sondern auch auf die allgemeinen Bedingungen der Intensivtherapie zurückzuführen. Unsere Ergebnisse gleichen denen von Nickel et al. (8), die allerdings nichtoperative Patienten untersucht haben.

Die Prophylaxe des Alkoholdelirs ist sicherlich noch umstrittener als die Therapie. Wenn man Patienten betrachtet, die mit einer Alkoholintoxikation in die Klinik eingeliefert werden, so kann nach den Ergebnissen von Daunderer und Munkel (2, 7) eine Physostigmin-Medikation sinnvoll sein (einmalige intramuskuläre Applikation von 2 mg). Bei der chirurgischen Versorgung von Alkoholikern ohne Intoxikation ist die Frage nicht beantwortet, ob eine Prophylaxe überhaupt zweckmäßig ist. Wenn ja, sollten Clonidin, die Benzodiazepine und DHB geprüft werden. Die Clonidin-Medikation könnte zweckmäßig sein, Kontraindikationen sind jedoch Bradykardie und Hypotension, so daß eine generelle Prophylaxe nicht möglich ist. Die Benzodiazepine sind sicherlich brauchbar, wenn man davon ausgeht, daß jedes Medikament mit therapeutischem Effekt auch eine prophylaktische Wirkung hat. Dies würde auch für Dehydrobenzperidol gelten. Es ist jedoch die Frage, ob man ein antipsychotisch wirksames Medikament einem nichtpsychotischen Patienten anbieten sollte, und ob nicht diese Medikation die initale Delirdiagnostik erschweren würde. Viele Alkoholiker benötigen keine prophylaktische Medikation.

Unsere eigenen Erfahrungen sprechen dafür, die Kombinationstherapie mit

DHB und einem Benzodiazepin für die Delirbehandlung zu empfehlen. Die symptomatische Beherrschung des Krankheitsbildes – um mehr handelt es sich bei keiner medikamentösen Therapie – gelingt immer, und die Rate der Nebenwirkungen liegt in einem vertretbaren Rahmen. Ein sofortiges Absetzen der Medikation ist möglich. Bei sehr hoher Dosierung dauert die Aufwachphase mehrere Tage. Offene Fragen bleiben noch bei der Prophylaxe eines Alkoholdelirs sowie bei der Behandlung von Patienten, die im Rahmen einer operativen Therapie auf einer Allgemeinstation symptomatisch werden und dort behandelt werden müssen, da keine Intensivbetten verfügbar sind.

Literatur

1. Benkert O, Hippius H (1980) Psychiatrische Pharmakotherapie. Springer, Berlin, Heidelberg, New York, S 84–177
2. Daunderer M (1989) Prophylaxe des Alkoholentzugsdelirs mit Physostigmin. In: Tempel G (Hrsg.) Physostigmin und die postnarkotische Vigilanz, 10 Jahre Anticholium. Gustav Fischer, Stuttgart, New York, S 67–69
3. Deniker P (1988) Die Geschichte der Neuroleptika, kurzer Abriß der Konzepte und ihre Entwicklung. In: Linde OK (Hrsg.) Pharmakopsychiatrie im Wandel der Zeit, Erlebnisse und Ergebnisse. Tilia, Mensch und Medizin, Klingenmünster, S 119
4. Janssen PAJ (1980) The Butyrophenone Story. In: Ayd FW (ed) Haloperidol Update: 1958–1980. Ayd Medical Communications, Baltimore, Maryland, S 1
5. Janssen PAJ, van Beyer W (1983) Butyrophenone und Diphenylbutylamine. In: Hippius H, Klein HE (ed) Therapie mit Neuroleptika. Perimed, Erlangen, S 13–53
6. Marsboom R (1971) The development and pharmacology of butyrophenones in human and veterinary medicine. Proc Ass Vet Anaesth 2: 81–98
7. Munkel H (1989) Einsatz von Physostigmin bei Prophylaxe und Therapie des Alkoholentzugsdelirs. In: Tempel G (Hrsg.) Physostigmin und postnarkotische Vigilanz, 10 Jahre Anticholium. Gustav Fischer, Stuttgart, New York, S 62–66
8. Nickel B, Schmickaly R, Kursawe HK, Krüger H, Reinhold M, Karson A, Sachs E (1986) Beitrag zur Therapie des Delirium tremens. Klin Med 41: 1643–1648
9. Niemegeers CJE (1988) Paul Janssen und die Entdeckung von Haloperidol sowie anderer Neuroleptika. In: Linde OK (Hrsg.) Pharmakopsychiatrie im Wandel der Zeit, Erlebnisse und Ergebnisse. Tilia, Mensch und Medizin, Klingenmünster, S 155–169
10. Smith RS (1980) The use of haloperidol in alcoholism. In: Ayd FW (ed) Haloperidol Update: 1958–1980. Ayd Medical Communications, Baltimore, Maryland, S 148–154
11. Tölle R (1988) Psychiatrie. Springer, Berlin, Heidelberg, New York, S 147

Anschrift des Verfassers:
Prof. Dr. U. Braun
Zentrum Anästhesiologie, Rettungs- und Intensivmedizin
Georg-August-Universität Göttingen
Robert-Koch-Str. 40
3400 Göttingen

Die Bedeutung von Dikaliumclorazepat in der Delirbehandlung

D. Caspari

Universitäts-Nervenklinik und Poliklinik, Homburg

Das Delirium tremens stellt bis heute eine der schwerwiegendsten Komplikationen des chronischen Alkoholismus dar. Obwohl bei ständiger Verbesserung der intensivmedizinischen Betreuung die Letalität der Erkrankung drastisch gesunken ist, ist die spezifische Pharmakotherapie z.T. auch weiterhin umstritten. Ein wesentlicher Grund dafür liegt sicher darin, daß auch über die Pathogenese des Delirs noch keine Klarheit herrscht. Während in Deutschland und wohl in Europa allgemein bei der medikamentösen Behandlung Clomethiazol die größte Bedeutung besitzt, ist dieses Mittel in den USA nicht zugelassen. Dort werden stattdessen Benzodiazepine eingesetzt. Diese entfalten ihre Wirkung über ein bestimmtes Rezeptorsystem, den Benzodiazepin-Gaba-Chloridkanalkomplex. Benzodiazepine beeinflussen somit das wichtigste hemmende Transmittersystem des Zentralnervensystems. Auch Alkohol wirkt gleichsinnig an diesem Rezeptorkomplex (6). Entsprechend kommt es bei chronischem Alkoholmißbrauch zu einer Adaptation und bei Wegfall oder Verminderung der Alkoholzufuhr zu einer überschießenden Gegenregulation im Sinne eines Rebound-Mechanismus. Dieses Modell, das empirisch gut gestützt ist, bietet somit eine plausible Erklärung für die Wirksamkeit von Benzodiazepinen bei Alkoholentzug.

Dikaliumclorazepat, ein 1,4-Benzodiazepin, ist in Deutschland u.a. zugelassen zur Behandlung von prädeliranten und deliranten Zuständen, Entzugssyndromen und Verwirrtheitszuständen nach Alkohol- und Drogenentzug. Es handelt sich bei dem Medikament um eine Vorstufe der eigentlichen Wirksubstanz, des Nordiazepams, das eine Halbwertszeit von 50 bis 100 Stunden besitzt.

An der psychiatrischen Abteilung der Universitäts-Nervenklinik in Homburg/Saar wurden von Ende 1987 bis Ende 1989 41 männliche Patienten behandelt, die das Vollbild eines Delirium tremens boten und bei denen eine parenterale medikamentöse Therapie notwendig wurde. Es handelte sich somit um eine Selektion schwerer Formen eines Alkoholdelirs. Bei allen Patienten bestand die Standardtherapie in einer bilanzierten Flüssigkeits- und Nährstoffzufuhr über einen zentralen Venenkatheter, in der Korrektur ihres gestörten Elektrolythaushaltes, in einer Low-dose-Heparinisierung und der Gabe von H_2-Blockern bzw. Pirenzepin zur Prophylaxe eines Streßulkus. Die meisten Patienten erhielten auch Antibiotika.

Bei 20 Patienten wurde die Delirbehandlung mit Clorazepat durchgeführt. Hierzu erhielten sie je nach Bedarf jeweils 50 bis maximal 100 mg der Substanz als Einzeldosis intravenös injiziert, bis eine ausreichende Sedierung und vegetative Stabilisierung gewährleistet war. Die übrigen 21 Patienten wurden nach einem ähnlichen Schema mit Gaben von jeweils 50 bis maximal 100 ml Clomethiazol in Form einer Kurzinfusion behandelt. Eine gewisse Selektion erfolgte insofern, als

Patienten mit einer bekannten pulmonalen Vorschädigung in jedem Fall mit Clorazepat behandelt wurden.

Das Alter der Patienten, die mit Clorazepat therapiert wurden, lag zwischen 28 und 68 Jahren, die Dauer der Alkoholabhängigkeit reichte von 2 bis 20 Jahren (Tabelle 1). Es handelt sich um Angaben der Patienten, die bekanntlich mit Vorsicht zu interpretieren sind. Sechs Patienten hatten bereits früher ein Delir durchgemacht, sieben erlitten initial einen zerebralen Krampfanfall.

Die meisten Patienten hatten z.T. schwerwiegende Begleiterkrankungen; einige mußten wegen des Delirs aus anderen Abteilungen des Universitätsklinikums in die Psychiatrische Akutstation verlegt werden (Tabelle 2).

Ein Vergleich der beiden Therapiegruppen zeigt, daß die mit Clorazepat behandelten Patienten mit ungefähr 48 Jahren im Schnitt etwas älter waren als die mit Clomethiazol therapierten. Dieser Unterschied ist allerdings nicht signifikant. Die Dauer der Abhängigkeit lag nach Angaben der Patienten in beiden Gruppen bei durchschnittlich 10 Jahren. Eine intravenöse Behandlung war im Schnitt für fast 6 bzw. 7 Tage notwendig, die medikamentöse Behandlung insgesamt für 19 bzw. 21 Tage. Die entsprechenden Unterschiede zwischen den Gruppen sind statistisch nicht relevant.

Als zusätzliches Medikament mußte am häufigsten Haloperidol gegeben werden, wenn lebhafte Halluzinationen durch Clorazepat oder Clomethiazol allein nicht ausreichend zu beeinflussen waren. Dieses Vorgehen wird von anderen Autoren ebenfalls befürwortet (1, 2), allerdings lagen die von uns verordneten

Tabelle 1. Daten der mit Clorazepat behandelten Patienten (n = 20)

Alter	28 – 68 Jahre
Dauer der Abhängigkeit	2 – 20 Jahre
Patienten mit Delir in der Vorgeschichte	6/20 (= 30 %)
Patienten mit initialem Krampfanfall	7/20 (= 35 %)

Tabelle 2. Begleiterkrankungen der mit Clorazepat behandelten Patienten

Pulmonale Krankheiten
● Asthma bronchiale
● Lungenkarzinom (Z.n. Pneumonektomie R, multiple Rundschatten L)
● chronisch-obstruktive Bronchitis

Zerebrale Erkrankungen
● Frontale Kontusion
● Z.n. Contusio cerebri
● Z.n. Polytrauma mit schweren SHT
● zerebrale Durchblutungsstörungen (n=2)

Leberzirrhose (n=2)

Sonstige Krankheitsbilder
● Nierenruptur (Op)
● Psoriasis vulgaris (akuter Schub)
● endogenes Ekzem (akuter Schub)
● phototoxische Dermatitis mit Lidphlegmone

Tabelle 3. Komplikationen während der Therapie mit Clorazepat

Kathetersepsis
Eitrige Bronchitis
Protrahierter Delirverlauf (68 Jahre)
Protrahierter Delirverlauf (49 Jahre) NMR → Verdacht auf pontine Myelinolyse
Protrahierter Delirverlauf, eitrige Bronchitis (68 Jahre)

Dosen mit durchschnittlich 15 bis 20 mg/die bei einer Einzeldosis von 5 mg deutlich niedriger als z.B. in der Untersuchung von Pfitzer et al. (5). Bei einem Teil wurde Haloperidol auch erst nach der Umstellung auf eine orale Medikation in niedriger Dosierung gegeben. Drei Patienten erhielten zur Prophylaxe eines Anfalls Carbamazepin, zwei davon bei bekannten symptomatischen Anfallsleiden, einer nach einem schweren Schädel-Hirntrauma mit frontalen Kontusionsherden. Internistische Medikamente mußten demgegenüber vorwiegend in der Clomethiazol-Gruppe eingesetzt werden, größtenteils zur Behandlung hypertoner Blutdruckregulationsstörungen oder tachykarder Rhythmusstörungen.

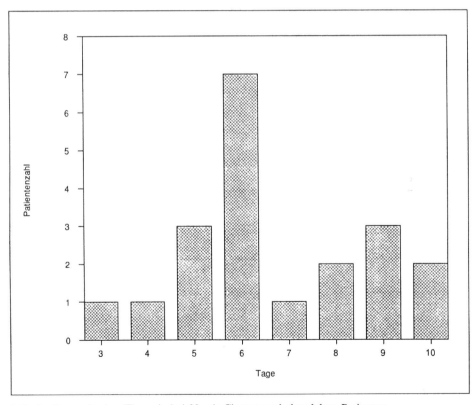

Abb. 1. Dauer der i.v. Therapie bei 20 mit Clorazepat behandelten Patienten

39

Die Behandlungsergebnisse in der Clorazepat-Gruppe sind global betrachtet gut. Überwiegend kam es zu einem raschen Abklingen der Symptomatik, ein Ausgang in ein Korsakow-Syndrom wurde nicht beobachtet. Als häufigste Komplikation wurde ein protrahierter Delirverlauf gewertet (Tabelle 3). Zwei der betroffenen Patienten hatten ein höheres Alter und zeigten im CCT eine deutliche bis erhebliche innere und äußere Hirnatrophie. Bei einem dritten Patienten erbrachte die später durchgeführte Kernspintomographie Befunde, die den Verdacht auf eine pontine Myelinolyse nahelegten. In zwei weiteren Fällen wurde eine eitrige Bronchitis beobachtet. Einmal führte dabei eine zusätzliche, wohl zentral bedingte Atemdepression zu einer Hypoxämie, die eine vorübergehende Sauerstoffgabe erforderlich machte.

In einer multizentrischen Untersuchung an 78 prädeliranten und deliranten Patienten beobachteten Heppeler und Krauskopf (4) bei 9 % Nebenwirkungen der Clorazepatbehandlung, davon einmal eine „schleimige Bronchitis" und in zwei weiteren Fällen eine starke bronchiale Sekretion. Ein Zusammenhang mit der Medikation wurde als wahrscheinlich angesehen.

Die Dauer der intravenösen Therapie mit Clorazepat lag zwischen 3 und 10 Tagen mit einem Median bei 6 Tagen (Abb. 1). Die Dosis betrug am ersten Behandlungstag 100 bis max. 1050 mg, im Mittel etwa 350 mg (Abb. 2). Sie stieg am zweiten Behandlungstag leicht auf etwa 400 mg an, um dann kontinuierlich abzusinken. Die Streuung der Werte ist jedoch erheblich. Die notwendigen

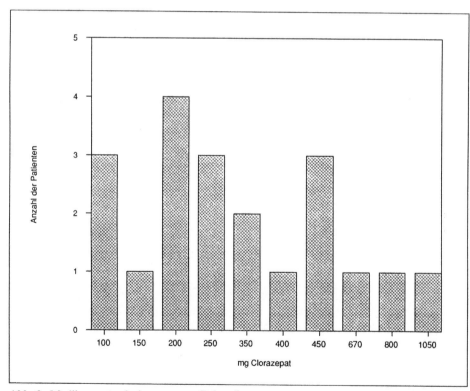

Abb. 2. Medikamentendosis am ersten Behandlungstag

Medikamentendosen liegen insgesamt deutlich unter den von Grüber et al. (3) mitgeteilten Werten. Lediglich in zwei Fällen mußten sehr hohe Dosen von Clorazepat bis zu 1 200 mg, allerdings jeweils nur für einen Tag, gegeben werden.

Tägliche Dosen über 500 mg sind demnach auch in den ersten beiden Therapietagen auf Einzelfälle begrenzt, am dritten Behandlungstag beträgt die Höchstdosis bereits 600 mg. In den beiden Therapiegruppen findet sich ein deutlicher Unterschied im Hinblick auf die Herzfrequenz: Sie ist in der Clorazepat-Gruppe an den Tagen 2, 3, 4 und 5 signifikant niedriger (Abb. 3). Der Verlauf der beiden Kurven zeigt in der Clorazepat-Gruppe ein rascheres Absinken der initial erhöhten Frequenz. Dieser Befund scheint klinisch durchaus von Bedeutung, wenn man an die Senkung der kardialen Belastung in einer Gruppe von Patienten denkt, die aufgrund der alkoholischen Schädigung häufig eine Kardiomyopathie oder sonstige kardiale Erkrankungen aufweisen.

Der systolische und diastolische Blutdruck unterscheidet sich nicht in den beiden Gruppen.

Zusammenfassend zeigen diese Ergebnisse, die an einer Gruppe von Patienten mit schweren Verlaufsformen eines Delirium tremens gewonnen wurden, daß die Behandlung mit Clorazepat effektiv ist und eine empfehlenswerte Alternative zur bewährten Therapie mit Clomethiazol darstellt. Die Dauer sowohl der intravenösen Behandlung als auch der gesamten medikamentösen Therapie unterscheidet

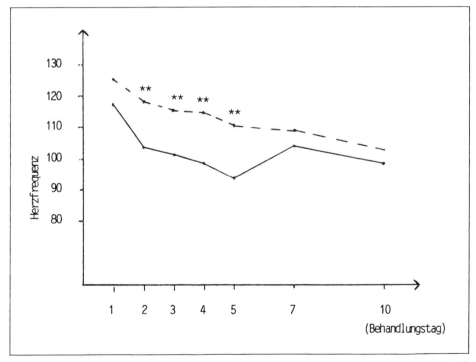

Abb. 3. Verlauf der Herzfrequenz in der mit Clorazepat (–) bzw. mit Clomethiazol (----) behandelten Gruppe

41

sich nicht von der Behandlungsdauer einer mit Clomethiazol therapierten Gruppe von Patienten.

Die Nebenwirkungsrate ist – wenn man die häufigen und z.T. schweren Begleiterkrankungen bei den Patienten in Rechnung stellt – unter Behandlung mit Clorazepat gering. Bis auf zwei Fälle einer eitrigen Bronchitis, einmal mit einer vorübergehenden Hypoxämie, wurden keine schwerwiegenden pulmonalen oder kardialen Komplikationen beobachtet, selbst nicht bei Patienten mit bekannter Lungenerkrankung. Die Vorteile der Delirbehandlung mit Clorazepat liegen in der größeren therapeutischen Breite des Medikamentes. Die lange Halbwertszeit des Hauptmetaboliten Nordiazepam bewirkt ein langsames Absinken des Serumspiegels, so daß die Gefahr von Rebound-Phänomenen gering ist. Andererseits ist das Risiko der Kumulation sicher zu beachten, so daß eine engmaschige Überwachung und ständige Dosisanpassung notwendig sind.

Benzodiazepine haben bekanntlich keinen antipsychotischen Effekt. Daher war die zusätzliche Gabe von Haloperidol oft erforderlich, wobei jedoch relativ niedrige Dosen dieses Medikamentes zur Symptomkontrolle ausreichten. Den Erfahrungen in dieser Studie zufolge ist eine frühzeitige Kombinationsbehandlung von Clorazepat und Haloperidol zu erwägen, wenn das Krankheitsbild von lebhaften Halluzinationen geprägt ist.

Literatur

1. Dittmar G, Lincke HO (1987) Therapie beim Alkoholdelir. Dtsch Med Wschr 112: 1947–1949
2. Finzen C, Kruse G (1980) Kombinationstherapie des Alkoholdelirs mit Haloperidol und Clomethiazol. Psychiat Prax 7: 50–56
3. Grüber PC, Baumgärtner MG, Bentel U (1984) Dikaliumclorazepat beim Alkoholdelir: eine Alternative zur Standardtherapie? Therapiewoche 34: 243–248
4. Heppeler M, Krauskopf R (1990) Behandlung des Alkoholdelirs mit Dikaliumclorazepat. Krankenhausarzt 63: 3–15
5. Pfitzer F, Schuchardt V, Heitmann R (1988) Die Behandlung schwerer Alkoholdelieren. Nervenarzt 59: 229–236
6. Ticku MK, Burch TP, Davis WC (1983) The Interactions of Ethanol with the Benzodiazepine-GABA Receptor-Ionophore Complex. Pharmacol Biochem Behav 18 (Suppl 1): 15–18

Anschrift des Verfassers:
Dr. med. Dipl.-Psych. D. Caspari
Universitäts-Nervenklinik und Poliklinik
–Psychiatrie–
Oskar-Orth-Str.
6650 Homburg/Saar

Clonidin in der Behandlung des Entzugssyndroms

K.-L. Täschner

Psychiatrische Klinik (Ärztlicher Direktor: Professor Dr. K.-L. Täschner) des Bürgerhospitals der Landeshauptstadt Stuttgart

In der Psychiatrischen Klinik einer Großstadt wie Stuttgart spielt die Behandlung von Entzugssyndromen im Stationsalltag eine wichtige Rolle. Solche Entzugssyndrome treten vor allem beim Alkoholismus auf, aber wir sollten auch die Häufigkeit und die Gefahr von Entzugserscheinungen bei Abhängigkeit von Schlaf- und Beruhigungsmitteln – vor allem vom Benzodiazepintyp – und schließlich bei der Opiatabhängigkeit bzw. Polytoxikomanie nicht unterschätzen. Die Suche nach einer geeigneten Substanz zur Behandlung dieses Entzugssyndroms führte uns schließlich zum Clonidin. Clonidin wurde an unserer Klinik zuerst bei Opiatsüchtigen eingesetzt, später auch zur Behandlung des alkoholischen Prädelirs – hier sind wir jedoch noch zu keiner endgültigen Beurteilung gelangt. Was die Benzodiazepinabhängigkeit betrifft, so hat sich das vorsichtige schrittweise Ausschleichen an der Stuttgarter Klinik gut bewährt, hier stellt sich die Frage nach dem Einsatz des Clonidins derzeit nicht.

In einem ersten Teil dieses Beitrages soll auf die Anwendung des Clonidins beim Opiatentzugssyndrom eingegangen werden, im zweiten Teil dann auf die Clonidin-Therapie beim alkoholischen Prädelir.

Zunächst zur Pathophysiologie des *Opiatentzugs:* Wiederholter Konsum von Opiaten führt zu einer Besetzung von Opiatrezeptoren im ZNS. Diese Opiatrezeptoren sind nach unserer heutigen Kenntnis mit α_2-Rezeptoren vergesellschaftet, aber nicht damit identisch. α_2-Rezeptoren hemmen die Freisetzung von Noradrenalin. Im Rahmen der Toleranzbildung gegen die Opiatwirkungen kommt es zu einer Kompensation dieser Hemmung und zu einer gewissermaßen „gebremsten" Ausschüttung von Noradrenalin. Fällt diese Kompensation im Entzug weg, weil kein Opiat mehr zugeführt wird, so tritt eine ungebremste Ausschüttung von Noradrenalin, der sogenannte „Noradrenalinsturm", auf, der das typische Entzugsbild bewirkt. Eine Stimulation der α_2-Rezeptoren führt zu einer Hemmung der Noradrenalinfreisetzung und zum Abklingen des Entzugsbildes. Zur Behandlung des Entzugssyndroms wird also ein α_2-Rezeptoren-Stimulator benötigt. Und ein solcher Agonist ist das Clonidin. Allerdings ist damit zu rechnen, daß auch Nebenwirkungen eintreten, weil Clonidin die noradrenergen neuronalen Aktivitäten *allgemein* bremst, also auch Hirnzentren beeinflußt, die z.B. für die Blutdruckregelung zuständig sind. Auch periphere Gefäßwirkungen sind zu erwarten.

Was unsere eigenen Erfahrungen mit Clonidin beim Opiatentzugssyndrom betrifft, so behandelten wir zunächst einzelne Fälle mit Clonidin. Dabei konnten wir ermutigende Wirkungen beobachten, so daß wir uns zu einer größeren Studie entschlossen. Wir verglichen Clonidin mit Doxepin und verwendeten als wesentliche Meßparameter 24 klinische Symptome des Entzugs. Dabei wurde eine Sechser-Skalierung von 0 (= nicht vorhanden) bis 5 (= sehr schwer ausgeprägt) benutzt, ferner eine Befindlichkeitsskala in einer Vierer-Skalierung; dies wurde ergänzt durch eine Reihe klinischer Daten (Puls, Blutdruck, Laborwerte, Nebenwirkungsskala) an einer Vielzahl von Meßpunkten, die jeweils zwei Stunden nach der Medikamentengabe lagen und über die gesamte Behandlungsdauer hinweg reichten.

Die Stichprobe bestand aus 100 opiatsüchtigen Patienten (46 männliche, 53 weibliche, einer nicht zugeordnet) durchschnittlich 25 Jahre alt (18–39), die mit höchstens 1,2 mg Clonidin bzw. 600 mg Doxepin pro Tag (durchschnittlich 740 µg Clonidin bzw. 350 mg Doxepin) behandelt wurden und über 5,8 Jahre (¼ bis 12 Jahre) 1,8 g Heroin täglich nahmen. Die mittlere Behandlungsdauer betrug 4–5 Tage (maximal 10 Tage), bei ausschleichender und symptomorientierter Dosierung.

Clonidin schwächt das Entzugssyndrom in wirkungvoller Weise ab. Schwitzen, Hitzewallungen, Herzklopfen, Übelkeit treten in den Hintergrund, etwas weniger deutlich der Opiathunger. An Nebenwirkungen waren Sedierung und Mundtrokkenheit zu registrieren. Der systolische Blutdruck sank im Mittel um 13 mm Hg ab, ebenso der diastolische Blutdruck. Es kam nicht zu Kollapszuständen, im Gegensatz zur Behandlung mit Doxepin (6 Fälle). Die Pulsfrequenz sank von 90 auf 70. In einem Fall trat ein zerebraler Krampfanfall auf. Fünfmal mußte die Behandlung wegen subjektiver Wirkungslosigkeit abgebrochen werden. Verwirrtheitszustände – wie von Keup (7) berichtet – konnten wir nicht beobachten, ebenso auch kein Clonidin-spezifisches Entzugssyndrom. Frühzeitiges Absetzen führte allenfalls zum Wiederauftreten der bis dahin unterdrückten Symptomatik des Opiatentzugs.

Diese Ergebnisse decken sich mit denen anderer Untersucher (3, 4, 10). Mit Clonidin haben wir also neben Doxepin ein wirkungsvolles Pharmakon zur Behandlung des Opiatentzugssyndroms in der Hand.

Wie sind nun die Erfahrungen bei der Behandlung des *alkoholischen Prädelirs?*

Auch beim alkoholischen Entzugssyndrom spielen ansteigende Noradrenalinspiegel im Serum eine wesentliche pathophysiologische Rolle. Von daher müßte ein Sympathikolytikum, das zentrale inhibitorische α_2-Rezeptoren stimuliert, wirksam sein, um eine dadurch bedingte klinische Symptomatik zu unterdrücken. Clonidin müßte also auch bei der Behandlung des Alkoholentzugssyndroms angewendet werden können.

1975 berichtete Bjørkvist über die Wirksamkeit des Clonidins beim moderaten Alkoholentzugssyndrom (2). Tremor, Schwitzen, Blutdruckanstieg, Spannung, Angst und Depression sprachen gut auf das Medikament an. Nennenswerte Nebenwirkungen wurden nicht beobachtet. Die Dosis betrug bis zu 450 µg täglich, die mittlere Behandlungsdauer vier Tage.

Walinder schrieb 1981 dem Clonidin die gleiche Wirksamkeit beim Alkoholentzugssyndrom zu wie Carbamazepin bzw. Neuroleptika (13). Die verwendete Dosis betrug 8 µg pro Kilo Körpergewicht täglich.

Wilkins und Mitarbeiter bestätigten 1983 die Wirksamkeit des Clonidins in einer Dosierung von 5 µg pro Kilo Körpergewicht im Alkoholentzugssyndrom ebenso wie die bisher zitierten Autoren (14).

Metz und Nebel aus Emmendingen berichteten 1983 über die Behandlung des Alkoholentzugsdelirs im Rahmen einer intensivmedizinischen Behandlung, bei der Clonidin per infusionem verabreicht wurde, und zwar in einer Dosierung von 0,45 bis 3,2 mg/Tag (9). Begonnen wurde mit einer geringeren Initialdosis (0,15 bis 1,2 mg). Den Vorteil von Clonidin sahen die Autoren in einer Verkürzung der Behandlungsdauer und einer Verringerung der Zahl der Beatmungsfälle, ferner in der Erleichterung des Pflegeaufwands. Art und Ausprägung der Nebenwirkungen waren gering, vor allem im Hinblick auf die Blutdrucksenkung und die Verringerung der Herzfrequenz.

Zu ähnlichen Feststellungen kamen auch Heuzeroth und Grüneklee (6), die beim Alkoholdelir durchschnittlich 2,3 mg Clonidin pro Tag und insgesamt 24 mg pro Patient über sechs Tage gaben. Als grundsätzliche Vorteile nennen sie die fehlende Bronchialsekretion, das geringere Auftreten von Pneumonien, die fehlende Atemdepression und das nicht vorhandene Suchtpotential.

Hausen und Vogel (5) berichteten über eine Delirbehandlung mit durchschnittlich 2 mg Clonidin täglich i.v., die Gesamtdosis betrug 16 mg pro Patient. Auf Halluzinationen wirke das Clonidin nur unzureichend. In diesem Zusammenhang ist von „Non-Respondern" die Rede. Vorteile seien die Anhebung der Krampfschwelle und das Fehlen einer atemdepressiven, einer suchterzeugenden bzw. einer hypnotischen Wirkung.

Manhem gab 1985 Patienten mit Alkoholentzugssyndrom alle sechs Stunden 300–600 µg Clonidin auf der Basis einer 6stündlichen Verabreichung von 100 mg Carbamazepin (8). Im Vergleich zu Clomethiazol entfaltete Clonidin eine gute Wirksamkeit, allerdings fielen Pulsrate und Blutdruck stärker ab als beim Clomethiazol. Der Noradrenalinspiegel im Serum sank unter Clonidin gleichfalls stärker als unter Clomethiazol.

Wadstein und Mitarbeiter (12) hielten Clonidin für genauso wirksam wie Clomethiazol. 150–300 µg viermal täglich zeigten eine gute Wirkung. Die Ergebnisse ähneln denen von Manhem und Mitarbeitern (8), die im übrigen der gleichen Untersuchungsgruppe angehören.

In der sehr gründlichen Studie von Balldin und Bokstrøm (1) erhielten die Patienten 2 × 300 µg Clonidin, die Kontrollgruppe 3 × 50 mg Chlorprotixen zusammen mit 2 × 200 mg Carbamazepin. Die Autoren stellten fest, daß die Wirkung beider Medikationen vergleichbar sei. Der Vorteil des Clonidins liege in seiner fehlenden suchterzeugenden Potenz und in den weitgehend fehlenden Nebenwirkungen.

Eigene Untersuchungen, die noch nicht veröffentlicht sind, bestätigen die Wirksamkeit des Clonidins in der Behandlung des alkoholischen Prädelirs (Lange u. Täschner). Wir gaben in einer offenen Studie vom 1. bis zum 4. Tag 4 × 150 mg Clonidin und reduzierten innerhalb der folgenden drei Tage auf Null am 8. Tag. Als Bedarfsmedikation gab es nur ein Benzodiazepin als Schlafmittel. Wir erfaßten Wirkungen und Nebenwirkungen und verglichen im wesentlichen mit Clomethiazol. In dem genannten Dosierungsschema waren starke Entzugserscheinungen nicht vollständig zu unterdrücken: Zittern, Schwitzen, Schlaflosigkeit und Unruhe blieben – allerdings in erträglichem Umfang – teilweise bestehen. Mit Hilfe einer individuellen symptomorientierten Dosisanpassung ist hier eine Verbesserung der Therapieergebnisse zu erreichen. Clonidin stellt aber nach unseren bisherigen eigenen Erkenntnissen beim Prädelir eine Alternative zum Clomethiazol dar, bei dessen Einsatz ja viele der Therapeuten ein gewisses Unbehagen nie ganz ablegen konnten.

Zusammenfassend kommen wir anhand eigener Untersuchungen zu dem Ergebnis, daß Clonidin in der Behandlung des Opiatentzugssyndroms dem hier verwendeten Standardmedikament Doxepin ebenbürtig ist. Beim alkoholischen Prädelir weist eine Vielzahl von Untersuchungen aus dem internationalen Schrifttum darauf hin, daß Clonidin gleichfalls gut wirksam ist. Es bildet eine erwägenswerte Alternative zu dem hier häufig verwendeten Clomethiazol. Die Vorteile des Clonidins beim Alkoholentzugssyndrom liegen in der fehlenden suchterzeugenden Wirkung, der fehlenden atemdepressiven Wirkung und der fehlenden Stimulation der Bronchialsekretion. Bei stärker ausgeprägten Alkoholentzugssyndromen sind symptomorientierte Dosisanpassungen notwendig. Beim Delir scheint sein Einsatz nur im Rahmen intensiv-medizinischer Begleitumstände sinnvoll, anscheinend ist es aber auch auf diesem Sektor zumindest dem viel verwendeten Clomethiazol überlegen, wie einzelne Untersuchungen belegen.

Literatur

1. Balldin J, Bokstrøm K (1986) Treatment of alcohol abstinence symptoms with the alpha$_2$-agonist clonidine. Acta Psychiat Scand 73 (Suppl 327): 131–134
2. Bjørkqvist SE (1975) Clonidine in alcohol withdrawal. Acta Psychiat Scand 52: 256–263
3. Goerlich HD (1982) Clonidin beim akuten Opiatentzugssyndrom wirksam? Psycho 8: 17–21
4. Gold MS, Redmond DE, Kleber HD (1978) Clonidine in opiate withdrawal, Lancet 1: 929
5. Hausen M, Vogel A (1984) Hochdosierte Clonidintherapie – Ein neuer Weg zur Beherrschung des Alkoholentzugsdelirs? Verh Dtsch Ges Inn Med 90: 934–937
6. Heuzeroth L, Grüneklee D (1988) Clonidin zur Behandlung des Deliriums tremens. Med Klin 83: 783–789
7. Keup W (1982) Clonidin im Opiatentzug. Münch Med Wschr 124: 148–158
8. Manhem P, Nilsson LH, Morberg A-L, Wadstein J, Hökfelt B (1985) Alcohol withdrawal: Effects of clonidine treatment on sympathetic activity, the renin-aldosterone system, and clinical symptoms. Alcoholism 9: 238–243
9. Metz G, Nebel B (1983) Clonidin beim schweren Alkohol-Entzugsdelir. Fortschr Med 101: 1260–1264
10. Resnick RB, Volavka J, Freedman AM, Thomas M (1974) Studies of EN-1639 A (Naltrexone), a new narcotic antagonist. Am J Psychiat 131: 646
11. Täschner K-L (1985) Clonidin beim Entzugssyndrom Opiatsüchtiger. Med Klin 80: 664–667
12. Wadstein J, Manhem P, Nilsson LH, Morberg AL, Hökfelt B (1986) Clonidine versus clomethiazole in alcohol withdrawal. Acta Psychiat Scand 73 (Suppl 327): 144–148
13. Walinder J, Balldin J, Bokstrom K, Karlsson I, Lundstrom B (1981) Clonidine suppression of the alcohol withdrawal syndrome. Drug Alcohol Depend 8: 345–348
14. Wilkins AJ, Jenkins WJ, Steiner JA (1983) Efficacy of clonidine in treatment of alcohol withdrawal state. Psychopharmacology 81: 78–80

Anschrift des Verfassers:
Prof. Dr. K.-L. Täschner
Ärztlicher Direktor der Psychiatrischen Klinik
des Bürgerhospitals Stuttgart
Tunzhofer Straße 14–16
7000 Stuttgart 1

Clonidin-supplementierte Analgosedierung

M. Hartmann

Zentrum Anästhesiologie, Abt. I, Medizinische Hochschule Hannover

Der Anteil an Patienten, die an Alkohol gewöhnt sind, nimmt ständig zu. Solche Patienten aus dem chirurgischen Krankengut, die sich großen Eingriffen unterziehen müssen, unterliegen daher der Gefahr des Auftretens von Entzugssymptomen. Im eigenen Krankengut ergab sich zum Beispiel, daß präoperativ die Alkoholanamnese oft nicht ausreichend ventiliert worden war. 68 % der Patienten mit Ösophaguskarzinom hatten eine Alkoholanamnese, dokumentiert war sie aber nur in 31 % der Fälle.

Der Alkoholpatient muß wegen sekundärer Schäden als kardiopulmonaler Risikopatient gelten. In der perioperativen Phase sind solche Patienten schlecht zu führen. Entwickelt sich außer dem üblicherweise gesteigerten Sympathotonus noch ein Prädelir oder Delir, so bedeutet dies höchste Gefährdung. Es ist bekannt, daß Entzugsdelirien bei Patienten mit chirurgischer Erkrankung schwerer sind und länger anhalten, sie sind möglicherweise durch Benzodiazepine und/oder Opioide perpetuiert. Neben der Anxiolyse muß im schweren Delir eine Kreislaufstabilisierung garantiert werden.

Bei Patienten mit Gewöhnung an Alkohol, Benzodiazepine oder Opioide ist die postoperative Adaptation an den Respirator durch die bisher üblichen Methoden der Analgosedierung insbesondere im Entzug schwierig. Wie auch aus der Narkoseführung geläufig, können hier selbst dramatisch hohe Dosen von Analgetika und Sedativa zusätzlich auftretende, über den Sympathikus vermittelte Reize, nicht vollständig unterdrücken.

Auf der Suche nach einem günstigen Supplement zur Analgosedierung mit Opioiden und Benzodiazepinen untersuchten wir den α-Adrenoagonisten Clonidin.

Clonidin ist in der antihypertensiven Therapie bewährt und im Entzug von Heroin und Alkohol erprobt (5, 9, 12). Durch die Entdeckung morphologisch und pharmakologisch zu differenzierender Subtypen des α-Rezeptors wandte man sich erneut der Erforschung neuer klinischer Anwendungen zu (Tabelle 1). Über den

Tabelle 1. Differenzierung der α-Adrenorezeptoren

		zentral		peripher
präsynaptisch	α_2	Anxiolyse Kupierung Entzugssyndrom	α_2	Salivation Magen-Darm-Motilität
postsynaptisch	α_1 α_2	Analgesie Antihypertension Vagotonus Magen-Darm-Motilität	α_1	Vasokonstriktion

zentralen prä- und postsynaptischen α_2-Agonismus wird der Sympathikus gehemmt. Dadurch kann eine Antihypertension erreicht und der Entzug kupiert werden (5). Neuerdings gibt es Hinweise darauf, daß durch den zentralen postsynaptischen α_1-Agonismus über adrenerge absteigende inhibitorische Bahnen eine spinale Analgesie bewirkt werden kann (13, 4).

Nolan zeigte in einem Tierversuch, daß 6 µg/kg KG i.v. beim Schaf zur Analgesie führen, 200 mg Clonidin sollen dabei einem Analgesie-Äquivalent von 50 mg Pethidin beim Menschen entsprechen (10, 11).

Studien zur Senkung des MAC-Wertes und zum verringerten Analgetikabedarf in der Kardioanästhesie von Flacke (1987) lassen allerdings offen, ob hier eine direkte analgetische Wirkung zum Tragen kommt oder ob die Abschwächung der sympathischen Reize ausschlaggebend ist (1, 2).

Unsere Hypothese war nun, daß über den zentralen α-Agonismus Clonidin günstig unsere Analgosedierung unterstützen kann, besonders dann, wenn es sich um Patienten mit gesteigertem Symathikus, z.B. Alkoholpatienten handelt.

In einer prospektiven Studie untersuchten wir 57 Patienten, die bei Ösophaguskarzinom mit abdominothorakalem Magenhochzug versorgt wurden. Alle Patienten hatten eine Alkoholanamnese, sie nahmen täglich – meist bis hin zum OP-Tag – mehr als 80 g Alkohol zu sich.

Als Ausschlußkriterien galten die Kontraindikationen für Clonidintherapie sowie Katecholaminpflichtigkeit und Therapie mit α-Methyl-Dopa (Tabelle 2).

Unter Beachtung der alimentären und hämodynamischen Eingangsvoraussetzungen der Patienten wurde unmittelbar postoperativ mit der eingeführten Analgosedierung mit Piritramid und Diazepam begonnen. Zusätzlich verabreichten wir initial einen Bolus von 0,15 mg Clonidin über 10 Minuten. Die anschließende Clonidin-Gabe erfolgte mittels einer Injektionspumpe, ihre Menge war an der Ausprägung der klinischen Symptome orientiert (Tabelle 3).

Der Beobachtungszeitraum betrug 7 Tage postoperativ. Die biometrischen Daten weisen die Gruppen als vergleichbar aus (Tabelle 4).

Tabelle 2. Ausschlußkriterien

- Bradykarde Herzrhythmusstörungen
- Koronare Herzkrankheit
- Abgelaufener Myokardinfarkt (innerhalb der letzten 6 Monate)
- Hypotonie
- Hypertonie >180 mmHg systolisch
- Serumkreatinin >2,5 mg%
- Katecholaminpflichtigkeit
- Medikation mit α-Methyldopa

Tabelle 3. Clonidin-Dosierung

Bolus	0,15 mg	
kontinuierliche i.v.-Gabe	0,6 mg (ad 50 ml NaCl 0,9 %)	2–8 ml/h

Tabelle 4. Biometrische Daten der untersuchten Patienten

| | Clonidin-Gruppe | | Kontrollgruppe | |
	$\bar{x}$	range	$\bar{x}$	range
Männer/Frauen (n)	26/5		22/4	
Alter (Jahre)	49	40– 61	53	45– 65
Größe (cm)	178	169–182	176	164–187
Gewicht (kg)	63	53– 92	65	57– 88

Wir untersuchten
1. die hämodynamischen Parameter HF, RRs und RRd;
2. die Adrenalin- und Noradrenalinausscheidung im 24-h-Urin. Verschiedene Untersucher zeigten, daß mit dem Sammelurin die diskontinuierliche Katechol-aminausschüttung erfolgreich beachtet wird (8);
3. den Tagesbedarf an Analgetika und Sedativa;
4. die Bewußtseinslage nach einem nach Lauven modifizierten Score (7);
5. das Magensekretvolumen. In diesem speziellen Krankengut besteht die Gefahr der Anastomosenüberdehnung sowie der Regurgitation und Aspiration.

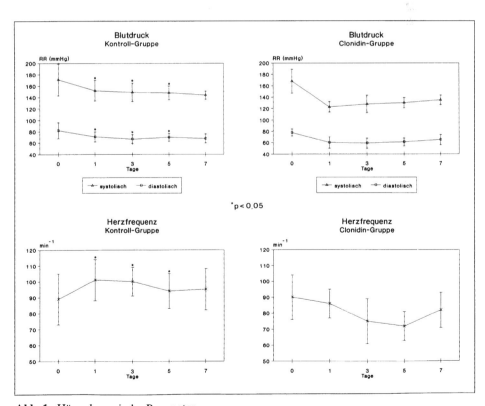

Abb. 1. Hämodynamische Parameter

49

Wir konnten zeigen, daß unter Supplementierung mit dem α-Agonisten die Parameter RRs, RRd und Herzfrequenz ab dem ersten postoperativen Tag signifikant erniedrigt waren. Wichtig erscheint uns, daß die diastolischen Drücke nie so weit absanken, daß eine Gefährdung der Koronarperfusion befürchtet werden mußte (Abb. 1).

In der Clonidin-Gruppe war die Ausscheidung der endogenen Katecholamine Noradrenalin und Adrenalin signifikant erniedrigt. Die Noradrenalinwerte lagen bereits am ersten postoperativen Tag im Normbereich zwischen 50 und 70 µg/d. Die Adrenalinwerte näherten sich dabei dem Normalbereich von 5 bis 20 µg/24 h an (Abb. 2).

Insgesamt benötigten die Clonidin-Patienten deutlich geringere Mengen an Analgetika und Sedativa. So konnte am Tag 3 die Sedativamenge um 45 %, die Analgetikamenge um 68 % gesenkt werden. Am Tag 5 gar betrug die Reduktion 73 bzw. 89 % (Abb. 3). Nicht nur, daß hier das Risiko der Analgetika-induzierten Immunsuppression verringert wird, von Relevanz ist vor allem auch die in der Clonidingruppe deutlich günstigere Bewußtseinslage (Abb. 4). Die Patienten waren seit dem ersten Tag stets erweckbar und konnten daher früh erfolgreich aktiver Krankengymnastik und Atemtherapie zugeführt werden.

Auch der Zeitpunkt der Spontanisierung der Beatmung konnte früher gewählt werden. Die mittlere Beatmungsdauer sank von 9,3 auf 3,6 Tage, die Intubationsdauer ließ sich von durchschnittlich 11,3 auf 5,6 Tage reduzieren.

Aufgrund der bei dem OP-Verfahren zu erwartenden Magenmotilitätsstörungen und der dem Clonidin zugeschriebenen gehemmten oropharyngeogastralen Sekretion und Obstipation haben wir das abgeleitete Magensekretvolumen gemessen: Es fanden sich signifikante Unterschiede an Tag 3 und 5 (Abb. 5). Dies ist deshalb von großem Interesse, weil bei unauffälliger Anastomose ab dem 5. Tag die Extubation erwogen werden kann.

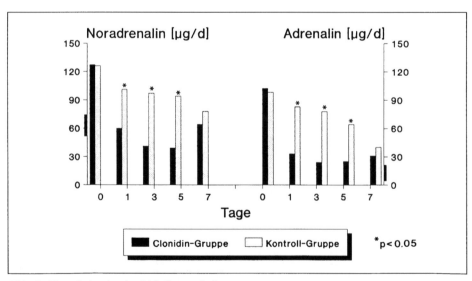

Abb. 2. Katecholamine im 24-h-Sammelurin

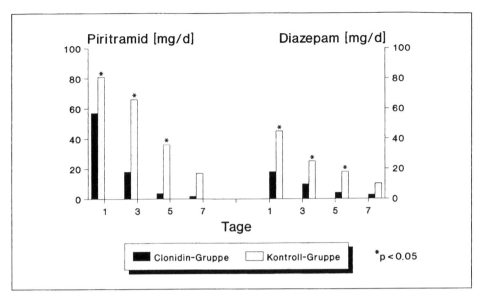

Abb. 3. Analgetika- und Sedativaverbrauch

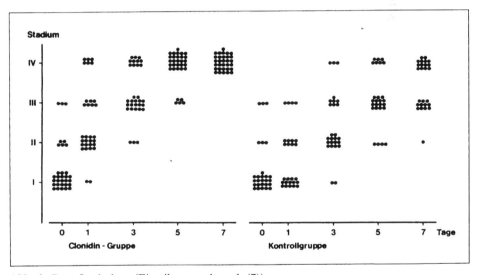

Abb. 4. Bewußtseinslage (Einteilung mod. nach (7))

Ursache könnte hier eine Sekretionshemmung oder eine sympatholytisch bedingte Motilitätssteigerung sein.

Ein Blick auf die Komplikationsstatistik zeigt, daß es unter Supplementierung nicht zu einem Prädelir oder Delir kam, außerdem fanden sich weniger Pneumonien (Tabelle 5). Die intrazerebrale Blutung trat 5 Tage nach Beendigung der Clonidintherapie auf.

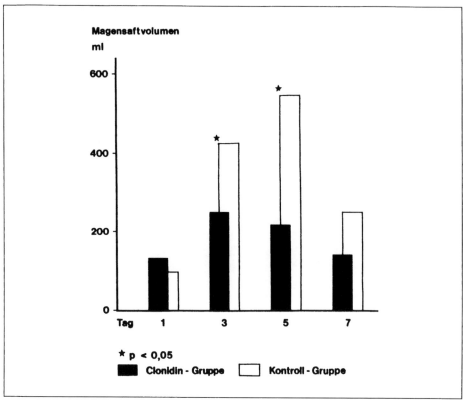

Abb. 5. Magensaftvolumina

Im retrospektiven Vergleich der Jahre 1982–1986 (vor Clonidintherapie) mit den Jahren 1987–1989 (unter Clonidintherapie) sank die 30-Tage-Frühmortalität von 17 % auf 4,2 % – unabhängig davon, ob die Patienten in der abdominal- oder thoraxchirurgischen Abteilung operiert worden waren.

Bei keinem Patienten mußte die Therapie abgebrochen werden. Es traten weder Rhythmusstörungen oder Hypotonien noch Darmmotilitätsstörungen auf. Ein Rebound-Phänomen wurde von uns bei ausschleichender Therapie nicht beobachtet.

Tabelle 5. Postoperative Komplikationen

Komplikationen	Analgosedierung	
	Clonidingruppe	Kontrollgruppe
Prädelir/Delir	–	8
Pneumonie	4	10
Anastomoseninsuffizienz	1	4
Ileus	–	3
Sepsis	1	4
Intrazerebrale Blutung	1	–

52

Die von uns nach klinischer Einschätzung als notwendig erachteten Tagesdosen an Clonidin lagen mit im Mittel 1,09 mg/d deutlich über der durchschnittlichen antjhypertensiven Therapiemenge, waren jedoch weit entfernt von Dosen zur Behandlung des Delirium tremens (Tabelle 6).

Tabelle 6. Clonidin-Bedarf (Injektionspumpe: 0,6 mg Clonidin ad 50 ml NaCl 0,9%)

	$\bar{x}$ (mg)	range (mg)
Initialdosis	0,15	
Erhaltungsdosis/die	1,09	0,57 – 2,30
Gesamtdosis/Patient	6,55	5,02 – 8,69

Abschließend sei festgestellt:
Eigene Erfahrungen seit 1987 zeigen, daß durch die zentrale Sympatikolyse hämodynamisch optimierte Verhältnisse geschaffen werden können. Gewöhnungs- und entzugsassoziierte vegetativ-hämodynamische Symptome können bei niedrigerem Analgetika- und Sedativabedarf erfolgreich kupiert werden. Durch die günstigere Bewußtseinslage reduziert sich die Dauer der Beatmungspflichtigkeit und die Pneumoniegefahr (Tabelle 7).

Tabelle 7. Clonidin zur Prophylaxe des Alkoholentzugsdelirs

– Optimierte Hämodynamik durch zentrale Sympathikolyse
– Erfolgreiche Kupierung gewöhnungs- und entzugsassoziierter Vegetativsymptomatik bei niedrigerem Analgetika- und Sedativaverbrauch
– Verkürzung der Beatmungspflichtigkeit und Reduktion der Pneumoniegefahr durch günstigere Bewußtseinslage

Insgesamt gilt, daß sich diese Erkenntnisse – unter Berücksichtigung der Kontraindikationen – auf die Therapie aller Patienten mit Alkoholanamnese anwenden lassen.

Literatur

1. Bloor BC, Flacke WE: Reduction in Halothane Anesthetic Requirement by Clonidine, an Alpha-Adrenergic Agonist. Aneth. Analg. 61: 741–745, 1982
2. Flacke JW, Bloor BC, Flacke WE, Wong D, Dazza S, Stead SW, Laks H (1987) Reduced Narcotic Requirement by Clonidine with Improved Hemodynamic and Adrenergic Stability in Patients Undergoing Coronary Bypass Surgery. Anesthesiology 67: 11–19
3. Hoffmann BB, Levkowitz RJ: Radioligand Binding Studies of Adrenergic Receptores: New Insights into Molecular and Physiological Regulation. Annu. Rev. Pharmacol. Toxicol. 20: 581–608, 1980
4. Ignatov YuD, Zaitsev AA (1986) Role of Opiodergic and Adrenergic Mechanisms in the Analgesic Effect of Clonidine. Plenum Publ. Corporation, pp ⊠

5. Jennewein HM, Stockhaus K, Lehr E (1986) Psychotrope Clonidinwirkungen. In: Hayduk K, Bock KD (Hrsg) Zentrale Blutdruckregulation durch Alpha-2-Rezeptorenstimulation. Steinkopff, Darmstadt, S. 59–72
6. Kamp HD (1987) Langzeitsedierung mit Benzodiazepinen. In: Schulte am Esch J, Benzer H (Hrsg) Analgosedierung des Intensivpatienten. Anästhesiologie und Intensivmedizin. 200 ZAK München 1987. Springer, Berlin, Heidelberg, New York, S 35–49
7. Lauven MP (1987) Antagonisierung von Analgetika und Benzodiazepinen. In: Schulte am Esch J, Benzer H (Hrsg) Analgosedierung des Intensivpatienten. Anästhesiologie und Intensivmedizin. 200 ZAK München 1987. Springer, Berlin, Heidelberg, New York, S 76–82
8. Liebau H, Hilfenhaus M (1977) Katecholamin-Bestimmung im Plasma und Urin: Methodik und klinische Bedeutung. Laboratoriumsmedizin 3/4: 1–7
9. Metz G, Nebel B (1983) Clonidin beim schweren Alkoholentzugsdelir. Fortschr Med 26: 1260–1264
10. Nolan A, Livingston A, Waterman A: Antinociceptive Actions of Intravenous Alpha-2-adrenoreceptor Agonists in Sheep. J. Vet. Pharmacol. Ther. 10: 202–209, 1987
11. Tamsen A, Gordh T: Clonidine Produces Analgesia. Lancet 28: 231–232, 1984
12. Walinder J, Balldin J, Bockstrom K, Karlsson I: Clonidine Suppression of the Alcohol Withdrawal Syndrome. Drug Alcohol Depend. 8: 345–348, 1981
13. Yarksh TL, Ramana Reddy SV (1981) Studies in the Primate on the Analgetic Effects Associated with Intrathecal Action of Opiates, Alpha-Adrenergic Agonists and Baclofen. Anaesthesiology 54: 451–467

Anschrift des Verfassers:
Dr. M. Hartmann
Zentrum Anästhesiologie der MHH, Abt. 1
Konstanty-Gutschow-Str. 8
3000 Hannover 61

Plasmaspiegel und Nebenwirkungen bei kontinuierlicher i.v. Gabe von Clonidin

Lj. Verner

Zentrum Anästhesiologie, Abt. I, Medizinische Hochschule Hannover

Im Zusammenhang mit höher und höchstdosierter Clonidintherapie zur Prophylaxe des Delirium tremens interessieren insbesondere zwei Fragen: 1. ob eine der antihypertensiven Therapie entsprechende Dosis-Wirkungsbeziehung besteht, und 2. ob vermehrt intolerable Nebenwirkungen auftreten.

Als 1962 Clonidin ursprünglich im Hinblick auf seine schleimhautabschwellende Wirkung geprüft werden sollte, entdeckte man zufällig auch seine antihypertensive Wirkung. Eindrückliche Nebeneffekte waren sofort bekannt. Im ersten Selbstversuch bestimmten die Symptome Mundtrockenheit, Sedation und Bradykardie die Befindlichkeit.

Inzwischen wird eine Fülle von Nebenwirkungen diskutiert. Es scheint nach Phillip (9) gerechtfertigt, eine Einteilung in drei Kategorien vorzunehmen: 1. die unbedeutenden und nicht gesicherten Nebenwirkungen wie z.B. Exantem oder Kopfschmerz; 2. die gesicherten, aber seltenen und tolerablen wie Obstipation und 3. die häufigen und intolerablen Nebeneffekte wie Bradykardie und Sedation (Tabelle 1). Dabei ist festzustellen, daß Clonidin eine große therapeutische Breite besitzt, Tagesdosen von 16 mg sind erprobt, und auch bei höheren Dosierungen ist keine letale Intoxikation beschrieben (8).

Fünf Wirkqualitäten sind von Bedeutung:
1. Antihypertension
2. Bradykardie
3. Sedation
4. Sekretion, Motilitätsstörungen
5. Rebound-Phänome.

Bei der Antihypertension wirkt Clonidin durch die Senkung des peripheren Widerstandes, die Plasmakatecholamine sind vermindert und das Renin-Aldosteron-System wird inhibiert. Da die myokardiale Kontraktilität nicht eingeschränkt

Tabelle 1. Nebenwirkungen von Clonidin. (Aus 8)

● Bradykardie	● Parotisschmerz
● Depression	● Raynaud-Phänomen
● Exanthem	● „Rebound"-Phänomen
● Hautjucken	● Schlafumkehr
● Impotenz	● Schweißausbrüche
● Kopfschmerz	● Schwindel
● Magenbeschwerden	● Sedation
● Mundtrockenheit	● Übelkeit
● Obstipation	● Wasserretention
● Orthostasereaktion	

ist, wird das Herz-Zeit-Volumen steigen; über eine Frequenzabnahme kann es in der Folge zu einer Abnahme des Herzindex kommen (Tabelle 2; 6).

Aus den Untersuchungen von Frisk-Holmberg ist bekannt, daß Clonidin je nach Dosierung blutdrucksenkend oder blutdrucksteigernd wirkt (3). Die Autorin beschrieb dabei ein sogenanntes „therapeutisches Fenster" bei Plasmaspiegeln von 0,2 bis 1,2 ng/ml, in dem anfangs die Dosis-Wirkungsbeziehung linear verläuft. Bei einem Spiegel von 2,0 ng/ml ist der blutdrucksenkende Effekt maximal ausgeprägt. Bei weiter steigender Dosierung kommt es zu einer Atenuierung der Antihypertension, bis bei einer Konzentration von mehr als 10 ng/ml ein Blutdruckanstieg

Tabelle 2. Hämodynamische Wirkungen von Clonidin

Herz-Zeit-Volumen	⇅
Schlagvolumen	⇄ ↓
Totaler peripherer Widerstand	↓

auftritt (Abb. 1). Das Wissen um unterschiedliche Subtypen des α-Adrenorezeptors erklärt dieses Verhalten: In steigender Dosierung ruft Clonidin – vermittelt über die peripheren, postsynaptischen Alpha-1-Rezeptoren – eine Vasokonstriktion hervor, die den zentralen sympatholytischen Effekt aufhebt. Beeinflußt wird dieses Phänomen durch die Tatsache, daß der α-Rezeptor keine statische Größe ist. Über eine „Up-and Down-Regulation" werden Anzahl und Sensitivität des Rezeptors verändert (1). Beschrieben sind verschiedene Zustände mit erhöhten Katecholaminspiegeln und demzufolge reduzierten α-Rezeptoren, so z.B. bei Niereninsuffizienz: Hier bewirkt eine Standarddosierung Plasmaspiegel, die oberhalb des therapeutischen Fensters liegen. Dennoch ist die Antihypertension bei eingeschränkter Empfindlichkeit der Rezeptoren nicht vermindert. Im Entzug bestehen durch vorangegangene „Up-Regulation" höhere α-Rezeptorkonzentrationen, so daß auch bei höherer Dosierung keine gefährliche Hypotension zu erwarten ist. Selbstverständlich ist einer vorbestehenden Hypovolämie Rechnung zu tragen.

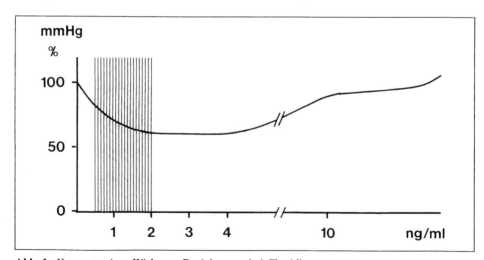

Abb. 1. Konzentrations-Wirkungs-Beziehungen bei Clonidin

Bekanntlich bewirkt die zentrale Sympatholyse einen erhöhten Vagotonus (Abb. 2), der sich u.a. in einer Tendenz zur Bradykardie ausdrückt. Zur Häufigkeit der Bradykardie liefert die Literatur unterschiedliche Angaben. So ist in einer Studie an 1000 Patienten über 6 Jahre die Bradykardie nicht einmal erwähnt. In höherer Dosierung jedoch sollen die Bradyarrhythmien häufiger auftreten, die Herzfrequenzantwort allerdings nicht in linearer Beziehung zur Dosis stehen.

Tabelle 3 zeigt die Inzidenz der Bradykardien bei hochdosierter Clonidinthera-

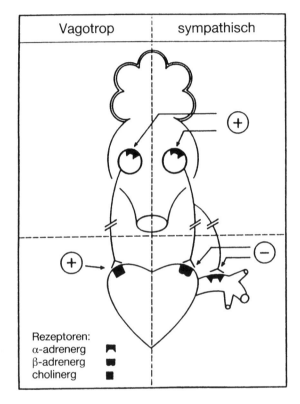

Abb. 2. Wirkung von Clonidin auf vegetative Bahnen. (Nach 4)

pie im Entzug und zur Prophylaxe. Sämtliche auftretenden Bradykardien waren durch Gabe eines Parasympatholytikums und eine vorübergehende Dosisreduktion erfolgreich beherrschbar (5, 7, 8).

Am Beispiel einer Patientin, die höherdosiertes Clonidin zur Delirprophylaxe erhielt, soll gezeigt werden, daß die Senkung der Herzfrequenz mit abnehmendem Plasmaspiegel aufgehoben werden kann (Abb. 3).

Es gibt zwei Mechanismen zur Entstehung einer Bradykardie:
1. die Reduktion des Sympathikotonus bei gleichzeitiger Verstärkung des Vagotonus mit Potenzierung der Barorezeptorimpulse (hierbei sind tageszeitliche Schwankungen zu beachten);

Tabelle 3. Bradykardiehäufigkeit bei höherer Dosierung von Clonidin – Vergleich mit der Literatur

Autor	Art der Behandlung	Pat.-Zahl	Therapie-Dauer d	Erhaltungs-dosis/die	Minimum – Maximum	Brady-kardie %
Lallinger	Prädelir/Delir	15	3,3	4 mg		33
Metz	Delir	20	9,6	1,11 mg	0,45–3,16	wenige Patienten
Palme	Delir	54	5,5	4,05 mg	1,18–16,2	18,5
eigene Ergebnisse	prophylakt. Gabe	56	5,5	1,09 mg	0,57–2,30	7,5

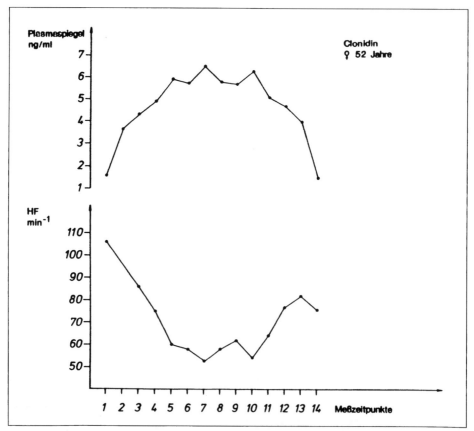

Abb. 3. Exemplarischer Vergleich von Plasmaspiegel und Herzfrequenz unter Clonidintherapie

2. die direkte Hemmung der His-Bündel-Automatik, die zu einer Verminderung der atrioventrikulären Kapazität führt.

Patienten mit vorbestehenden Bradykardien oder Überleitungsstörungen sind daher von einer Therapie mit Clonidin auszuschließen. Insbesondere ist nach einem Sinusknotensyndrom und einem hypersensitiven Karotissinus zu suchen. Thormann lieferte eine eindrucksvolle Untersuchung zur Verlängerung der Sinusknotenerholungszeit unter Clonidin (11). Während der Therapie können neu auftretende bradykarde Rhythmusstörungen somit Ausdruck eines prävalent bestehenden Sick-Sinus-Syndroms oder eines hyperaktiven Karotissinus sein.

Nicht unerwähnt bleiben sollte die komplementär günstige Wirkung auf die Vulnerabilität des Myokards. Die Flimmerschwelle wird heraufgesetzt, ventrikuläre Arrhythmien treten seltener auf (2).

Als weitere Nebenwirkungen gelten die eingeschränkte orogastrale Sekretion und Magen-Darm-Motilitätsstörungen. Diese Beeinflussungen des Gastrointestinaltraktes werden über periphere präsynaptische α_2-Rezeptoren vermittelt, die an cholinergen Synapsen eine Hemmung der Acetylcholinfreisetzung bewirken (Tabelle 4).

Die für den Patienten subjektiv als unangenehm empfundene Mundtrockenheit ist für die Intensivbehandlung günstig mit einer verminderten gastralen Sekretion verbunden und senkt so insbesondere das Aspirationsrisiko, zudem werden Anastomosen deutlich entlastet. Die nach theoretischen Überlegungen möglichen Motilitätsstörungen sind im Zusammenhang mit dem zentralen Sympathotonus zu sehen, der bei Patienten mit Sedierungsproblematik normalerweise zu Obstipation führt. Die zentrale Sympatholyse moduliert hier die peripheren Effekte.

Bei höherdosierter Therapie unter routinemäßiger Anwendung eines differenzierten Stufenkonzeptes abführender Maßnahmen konnten wir jedoch keine schwerwiegenden Motilitätsstörungen beobachten.

Der sedierende Effekt von Clonidin ist grundsätzlich bekannt. Bei steigender Dosierung wird seine Wirkung verstärkt. Aus der Delirtherapie weiß man, daß die Patienten schläfrig sind, unter höchsten Dosierungen aber erweckbar und ausreichend bis gut kooperativ bleiben. Wird höherdosiertes Clonidin zur Delirprophylaxe bei Beatmungspatienten angewandt, so zeigt sich ein signifikanter Spareffekt an Analgetika und Sedativa (12). Die Patienten sind bei der Kombinationstherapie deutlich weniger sediert, kooperativer und früher zu extubieren. Der intrinsische sedierende Effekt stellt also kein Problem dar.

Insgesamt ist festzustellen, daß je nach Ausprägung des Sympathotonus und der Clonidinclearance interindividuell unterschiedliche Plasmaspiegel auch im hochdosierten Bereich zum Erreichen gleicher klinischer Wirkung nötig sind. Bei Patienten mit Clonidin-supplementierter Analgosedierung konnten wir mittels Radioimmunassay Plasmaspiegel von 1,1 bis 7,5 ng/ml bei gleichem Sedierungseffekt beobachten (Abb. 4).

Tabelle 4. Wirkung von Clonidin auf den Gastrointestinaltrakt: Stimulierung peripherer präsynaptischer α_2-Rezeptoren

- Hemmung der Magensaftsekretion
- Mundtrockenheit
- Magen-Darm-Motilitätsstörung

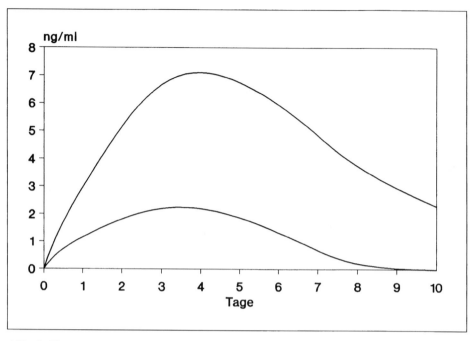

Abb. 4. Therapeutische Plasmaspiegel bei Clonidin-supplementierter Analgosedierung. Summe der Patienten

Der Zeitpunkt und die Wahrscheinlichkeit des Auftretens eines Rebound-Phänomens nach abruptem Absetzen der Clonidin-Therapie werden kontrovers diskutiert: Von der Negierung eines Rebound bis hin zur Feststellung seines regelmäßigen Auftretens innerhalb von 10 Stunden bis zu 7 Tagen liegen unterschiedliche Berichte vor. Theoretisch ist ein Rebound erklärlich: Unter Medikation mit Clonidin kommt es zwar zur Abnahme der α-Rezeptoren, dabei nimmt aber die Zahl der β-Rezeptoren am Herzen zu. Die Mehrheit der Autoren sieht deshalb in der Tachykardie das entscheidende Rebound-Symptom. Nach Houston soll eine Dosierung von weniger als 1,2 mg pro Tag einen Entzug verhindern (10).

Da wir der allgemeinen Empfehlung entsprechend die Therapie ausschleichend beenden, konnten wir auch bei Tagesdosen von 4 mg/d keinen Entzug beobachten. Weder Tachykardien oder Blutdruckanstiege noch psychovegetative Symptome traten auf, ebenso kam es in keinem Fall zu einer therapiepflichtigen Hypotension.

Ein von einer euphorisierenden Wirkung ausgehendes Suchtpotential von Clonidin, so wie es 1983 von Schant beschrieben wurde (10), ist bislang nicht bestätigt worden.

Im folgenden sollen noch einige pharmakokinetische Daten von Clonidin vorgestellt werden (Tabelle 5): Clonidin hat bei oraler Gabe eine Bioverfügbarkeit von 95 %, welche bereits nach 7 Tagen auf 65 % vermindert ist. Gleichbleibende

Tabelle 5. Pharmakokinetische Daten von Clonidin. (Nach 3)

Bioverfügbarkeit	95 %
Verteilungsvolumen	3 l/kg KG
Plasmaeiweißbindung	30–40 %
Gesamtkörperclearance	6 ml/min/kg
Halbwertszeit	8–13 Stunden

Plasmaspiegel werden daher besser mit kontinuierlicher intravenöser Gabe erreicht. Es besteht ein Verteilungsvolumen von 3 l/kg KG bei einer Plasmaeiweißbindung von bis zu 40 %. Nahezu 60 % der Substanz werden unverändert, mit einer Gesamtkörperclearance von 6 ml/min/kg, auch durch tubuläre Sekretion geklärt; 10 % werden hydroxyliert, außerdem treten Spaltprodukte des Imidazolgerüstes auf. Bis zu einem Serumkreatininwert von 2,5 mg% kommt es zu keiner Kumulation.

In der Literatur wird die Clonidin-Pharmakokinetik als Ein- und Zweikompartimentmodell diskutiert. Unter oraler Therapie kommt es nach drei Halbwertszeiten, bei transdermaler kontinuierlicher Therapie nach vier Tagen zu Steady-state-Bedingungen. Bei Gabe eines Bolus mit anschließender kontinuierlicher i.v.-Gabe wurde das Steady-state bereits nach 5 bis 10 Stunden erreicht. Während der Therapie bestimmten wir alle acht Stunden den Plasmaspiegel und führten auch nach dem Absetzen engmaschige Untersuchungen fort. Dabei konnten wir zeigen, daß die Halbwertszeit bei 13 bis 20 Stunden und nicht wie etwa bei oraler Gabe bei einem in der Literatur beschriebenen „range" von 8 bis 13 Stunden lag und nicht dosisabhängig war.

Abschließend muß festgestellt werden, daß schwere Nebenwirkungen unter höherdosierter Clonidintherapie zur Delirprophylaxe vermieden werden, wenn folgende Grundsätze eingehalten werden:
1. Eine intensivmedizinische Überwachung muß gewährleistet sein;
2. Hypovolämie und Elektrolytimballanzen müssen zuvor ausgeglichen werden;
3. die Kontraindikationen wie Bradykardien, Blockbilder, Sick-Sinus-Syndrom und hypersensitiver Karotissinus müssen beachtet werden (Tabelle 6).

Eine Therapie mit Clonidin zur Delirprophylaxe zeigt, daß die antihypertensive Wirkung bei steigender Dosierung abgeschwächt ist und daß außerdem zur Erreichung vergleichbarer Sedierungseffekte interindividuell unterschiedliche

Tabelle 6. Dosisabhängige Wirkungen von Clonidin

● Die antihypertensive Wirkung ist bei hohen Dosierungen abgeschwächt.

● Neu aufgetretene Bradykardien unter Clonidin-Therapie weisen auf Sinusknotensyndrom und/oder hypertensiven Karotissinusreflex hin.

● Individuell unterschiedliche Plasmakonzentrationen bewirken vergleichbare Sedationsgrade.

● Darmmotilitätsstörungen korrelieren nicht mit den Clonidin-Plasmaspiegeln.

● Ein Rebound-Phänomen tritt unter ausschleichender Dosierung auch bei Plasmaspiegeln >1,2 ng/ml nicht auf.

● Die Halbwertszeit ist bei kontinuierlicher Clonidin-i.v.-Gabe nicht dosisabhängig.

Plasmakonzentrationen benötigt werden. Zwischen Darmmotilitätsstörungen und steigenden Plasmaspiegeln besteht keine Korrelation. Ein Rebound-Effekt bei hochdosierter i.v.-Gabe tritt nicht auf, und bei kontinuierlicher Gabe ist die Halbwertszeit nicht dosisabhängig, wodurch die Dauer der Überwachungspflichtigkeit bestimmbar wird. Neu auftretende Rhythmusstörungen können Hinweis auf ein Sinusknotensyndrom oder einen hypersensitiven Karotissinus sein.

Literatur

1. Brodde OE (1983) Dichte und Affinität von Alpha-Adrenorezeptoren bei Normotonikern und Hypertonikern. In: Hayduck K, Bock KD (Hrsg) Zentrale Blutdruckregulation durch Alpha-2-Rezeptorenstimulation. Steinkopff, Darmstadt, S 41–56
2. Czarnecki W, Herhacynska-Credo K (1983) Die Wirkung von Clonidin auf die Erregbarkeit und Refraktärphase des Myokards. In: Hayduck K, Bock KD, (Hrsg) Zentrale Blutdruckregulation durch Alpha-2-Rezeptorenstimulation. Steinkopff, Darmstadt, S 213–218
3. Frisk-Holmberg M (1983) Plasma-Konzentrationen und Wirkungen von Clonidin bei leichter bis mittelschwerer Hypertonie. In: Hayduck K, Bock KD (Hrsg) Zentrale Blutdruckregulation durch Alpha-2-Rezeptorenstimulation. Steinkopff, Darmstadt, S 115–118
4. Kobinger W (1983) Alpha-Adrenorezeptoren als Übermittler zentralnervöser Blutdrucksenkung. In: Hayduck K, Bock KD (Hrsg) Zentrale Blutdruckregulation durch Alpha-2-Rezeptorenstimulation. Steinkopff, Darmstadt, S 23–29
5. Lallinger L, Justiz R (1988) Hochdosierte Clonidintherapie zur Behandlung des Delirium tremens. Klinikarzt 7: 398
6. Lowethal DT, Matzek KD, MacGregor TR (1988) Clinical Pharmacokinetics of Clonidine. Clinical Pharmacokinetics 14: 287–310
7. Metz G, Nebel B (1983) Clonidin beim schweren Alkohol-Entzugsdelir. Fortschr Med 26: 1260–1264
8. Palme M, Schäfer E, Lange S (1989) Clonidin bei der Behandlung des Delirium tremens – klinische Erfahrungen. Anäst Intensivmed 12: 354
9. Phillipp T (1983) Nebenwirkungen von Clonidin. In: Hayduck K, Bock KD (Hrsg) Zentrale Blutdruckregulation durch Alpha-2-Rezeptorenstimulation. Steinkopff, Darmstadt, S 250–256
10. Schant I, Schnoll H (1983) Four Cases of Clonidine Abuse. Am J Psychiatry 140: 1625–1627
11. Thormann J, Neuss H, Horn H, Schlepper M (1981) Clonidin-induzierte Bradykardie. Med Wschr 106: 141–145
12. Verner Lj, Hartmann M, Seitz W (1990) Clonidinsupplementierte Analgosedierung zur postoperativen Delirprophylaxe. Anästh Intensivther Notfallmed 4: 274–280

Anschrift des Verfassers:
Frau Dr. Lj. Verner
Zentrum Anästhesiologie der MHH, Abt. 1
Konstanty-Gutschow-Str. 8
3000 Hannover 61

Zusammenfassung

M. Hartmann, E. Kirchner, W. Seitz, Lj. Verner

Das Fehlen kontrollierter multizentrischer Studien über verschiedene Methoden zur Delirprophylaxe und -therapie veranlaßte uns, möglichst viele Methoden und Medikamente durch erfahrene Autoren darstellen zu lassen.

Die Bandbreite therapeutischer Empfehlungen reichte von der „Alkoholmedikation" nach kurzen Operationen bis hin zur Kombination starkwirkender Medikamente mit psychotherapeutischer Wirkung.

Es war nur allzu verständlich, daß insbesondere von psychiatrischer Seite die „Alkoholmedikation" als in das finstere Mittelalter gehörig verwiesen wurde, wo doch damit die aufopfernde Pflege und Behandlung von Patienten, die sich freiwillig einem Entzug unterzogen, konterkariert würde.

In der Diskussion stellte sich sehr schnell heraus, daß die klinischen Bedingungen, unter denen ein Delir zu verhüten oder zu behandeln ist, sehr unterschiedlich und damit nicht immer vergleichbar sind. In Zukunft sollte das „Aneinander-vorbei-Reden" dadurch ausgeschaltet werden, daß man die Gegebenheiten, unter denen die jeweils propagierte Therapie angewendet wird, näher beschreibt. Eine Differenzierung der Begleitumstände etwa nach folgendem Schema
- Alkoholiker, die sich einer kurzdauernden Behandlung unterziehen müssen und die ärztliche Obhut verlassen,
- Alkoholiker, denen postoperativ iatrogen ein Alkoholentzug zugemutet wird,
- Alkoholiker, die als Notfälle im Prä- oder Volldelir zur Behandlung in die Klinik eingewiesen werden,
- Alkoholiker, die sich freiwillig in eine Entzugsbehandlung begeben
könnte eine Annäherung der therapeutischen Standpunkte bewirken.

Wellhöner weist in seiner Darstellung der Pharmakotherapie des Alkoholentzugssyndroms darauf hin, daß die Zufuhr von Ethanol oder anderer Stoffe mit zentraler Wirkung zu schnellen und langsamen Gegenregulationsvorgängen im Zentralnervensystem führt. Hinter den langsamen unter den Gegenregulationsvorgängen steht oft eine quantitativ geänderte Proteinsynthese. Demzufolge kann die Zahl der Rezeptor-Proteinmoleküle für einen Transmitter auf den Zellmembranen zu- oder abnehmen. Beim Absetzen des Stoffes oder bei Gabe eines Antagonisten bilden sich die direkten Stoffwirkungen auf das ZNS und die schnellen Gegenregulationsantworten des ZNS schnell zurück; die langsam entstandenen Gegenregulationsantworten können sich aber auch nur langsam zurückbilden, weil für die Rückbildung die Proteinsynthese erst auf das physiologische Maß zurückgeführt werden muß. Während einer Übergangzeit wird es deshalb für die Übertragung von Signalen zum Beispiel an exzitatorischen Synapsen zuviel oder an inhibitorischen Synapsen zu wenig Rezeptoren geben. Die Exzitation wird vorübergehend viel zu groß. Fängt man die vermehrte Exzitation bereits in der frühen Anstiegsphase ab, so durchläuft der Patient die Rückbildungsphase der langsamen Gegenregulation mit geringer Gefährdung. Versäumt man aber die rechtzeitige Intervention, so tritt ein, was die Neurophysiologie als 'Hemmung und Bahnung' beschreibt: An einer Gruppe von Erfolgsneuronen stehen Exzitation und Inhibition nicht mehr nur in einfacher Wirkungskonkurrenz, sondern die Exzitation dämmt die Inhibition schon ab, bevor sie überhaupt die Erfolgsneuronengruppe erreicht. Jetzt bleiben alle Pharmaka wirkungsschwach, die nur das auf die Erfolgsneuronengruppe gerichtete inhibitorische System antreiben, und mit denen man in der frühen Anstiegsphase des Entzugs noch Erfolge hätte erzielen können.

Sowohl Seitz als auch Wellhöner zeigen auf, daß der chronische Alkoholkonsum zu einer primären Mangelernährung führt. Sekundäre Mangelerscheinungen resultieren aus den toxischen Effekten von Alkohol auf die gastrointestinale Mukosa, die Leber und das Pankreas. Unter den Nahrungsbestandteilen, die unter Alkohol vermindert zur Verfügung stehen, sind in erster Linie die lipotropen Substanzen Cholin und Methionin, die Vitamine des B-Komplexes sowie die Mineralien Magnesium, Zink und Selen zu nennen. Im Entzug ist insbesondere der Thiaminmangel, der u.a. zu einer tachykarden Herzinsuffizienz mit Ödemneigung und einer Erweiterung peripherer Arteriolen führt, zu beachten und durch Infusion eines Mono- bzw. Multivitaminpräparates mit ausreichenden Dosen Thiamin zu therapieren. Eine bestehende metabolische Acidose und Hypoglykämie sind durch Infusion von Bicarbonat (Cave: Hypokaliämie) bzw. konzentrierter Glucoselösung auszugleichen. Die Körpertemperatur kann nur physikalisch gesenkt werden; Antipyretika haben keinen Nutzen.

Nach Schuchardt ist das Vollbild des Alkoholdelirs kaum fehlzudeuten. Neben den Allgemeinzeichen des Alkoholismus (u.a. Hepatomegalie, Leberzirrhose und vegetative Fehlregulation), typischer Laborkonstellation (Transaminasen ↑, γ GT ↑) und einer hyperchromen Anämie stehen drei Symptomgruppen im Vordergrund: die Zeichen des exogenen Reaktionstypus, die Symptome der akuten, produktiven Psychose sowie das neurovegetative Syndrom.

Nach der Schwere des klinischen Bildes lassen sich drei Stadien des Alkoholentzugs unterscheiden.

Das erste Stadium manifestiert sich in flüchtigen Sinnestäuschungen oder passagerer vegetativer Symptomatik mit Schlaflosigkeit, Schwitzen und exzessivem Tremor. Das zweite Stadium ist geprägt durch Symptome des exogenen Reaktionstypus mit Desorientiertheit und elementarer Unruhe. Zeichen der akuten produktiven Psychose mit Halluzinationen, Illusionen und Suggestibilität sind begleitet von einer ausgeprägten vegetativen Fehlregulation. Das dritte Stadium umfaßt die Patienten mit schweren Bewußtseinsstörungen und vital bedrohlichen Komplikationen.

Ziele der Behandlung sind die Dämpfung der produktiv-psychotischen Symptomatik, die Beeinflussung von Unruhe, Angst und ggf. Aggressivität, die Stabilisierung der vegetativen Fehlregulation und schließlich die Verhinderung und Behandlung von Komplikationen.

Nach Schuchardt kann durch die frühzeitige Gabe von Clomethiazol die Häufigkeit und Schwere der Alkoholdelirien vermindert werden. Im manifesten Delir mit affektiven Störungen, Halluzinationen und vegetativer Fehlregulation stellt die Kombinationstherapie mit Clomethiazol und einem hochpotenten Neuroleptikum unter stationären Bedingungen die Behandlung der Wahl dar. Aufgrund der kurzen Halbwertszeit ist die Wirkung von Clomethiazol gut steuerbar. Tagesdosen von 8 g, unter Intensivbedingungen von 16 g sollten jedoch nicht überschritten werden. Clomethiazol hat eine sedierende, anxiolytische, hypnotische und vegetativ stabilisierende Wirkung. Für die vollständige Dämpfung der produktiv-psychotischen Symptomatik sind bei einer Clomethiazol-Monotherapie allerdings exzessive Dosen erforderlich, so daß Nebenwirkungen wie zu starke Sedierung und mechanische Atemstörung durch Zurückfallen der Zunge, zentrale Atemstörungen, vermehrte Bronchialsekretion mit Gefahr der Pneumonie und Atelektasenbildung sowie Kreislaufregulationsstörungen zu befürchten wären. Um die Clomethiazol-Gabe und damit die Nebenwirkungsrate zu verringern, empfiehlt Schuchhardt eine Kombinationstherapie von Haloperidol mit Clomethiazol, eine Therapieform, die auch eine ausreichende Behandlung der produktiv-psychotischen Symptomatik ermöglicht.

Braun empfiehlt postoperativ u.a. die Anwendung von Neuroleptika zur Delirtherapie. Diese Pharmaka bewirken bei Erhaltenbleiben der intellektuellen Fähigkeiten eine Dämpfung der emotionellen Erregbarkeit, eine Verminderung des Antriebs, der Spontanbewegungen und der Ausdrucksmotorik. Halluzinationen und Wahnsymptomatik können durch Neuroleptika beseitigt werden. Daneben finden sich vegetative Wirkungen, die man als adrenolytisch bezeichnen darf.

Zur Sicherung des Operationserfolges werden unmittelbar postoperativ schon bei Verdacht auf Alkoholdelir 10–15 mg DHB intravenös verabreicht. DHB ist etwa doppelt so stark antipsychotisch wirksam wie Haloperidol. Tritt nach kurzer Zeit eine Besserung der Symptomatik auf, wird dies als Bestätigung der Diagnose aufgefaßt. Die Medikation erfolgt dann steigend bis zu einer Dosierung von 25 mg/h DHB sowie 20 mg/h Midazolam. Die Begleitmedikation mit Benzodiazepinen ist nicht zuletzt aufgrund der Senkung der Krampfschwelle zu empfehlen.

Die Therapie des Alkoholentzugsdelirs mit Benzodiazepinen wird nach Caspari vor allem durch klinische Erfahrungen in den Vereinigten Staaten geprägt. Theoretisch läßt sich die Wirksamkeit der Benzodiazepine im Alkoholentzugsdelir durch den gemeinsamen Angriffspunkt am GABA-Rezeptorkomplex, dem wichtigsten hemmenden Transmittersystem des ZNS, erklären.

Dikaliumclorazepat, ein 1,4-Benzodiazepin, ist in Deutschland u.a. zugelassen zur Behandlung von prädeliranten und deliranten Zuständen, Entzugssyndromen und Verwirrtheitszuständen nach Alkohol- und Drogenabusus. Vergleichende Untersuchungen unter intensivmedizinischen Bedingungen haben gezeigt, daß die Behandlung mit Clorazepat effektiv ist und eine empfehlenswerte Alternative zur bewährten Therapie mit Clomethiazol darstellt. Die lange Halbwertszeit des Hauptmetaboliten hilft Rebound-Phänomene zu verhindern, erfordert aber eine engmaschige Überwachung und ständige Dosisanpassung. Benzodiazepine haben keinen antipsychotischen Effekt. Als Begleitmedikation wird daher die Gabe von Neuroleptika (Haloperidol) empfohlen, wenn das Krankheitsbild von lebhaften Halluzinationen geprägt ist.

Erste klinische Untersuchungen von Bjørkqvist, Lallinger, Metz, Palme und Wilkins lassen eine günstige Beeinflussung der Entzugssymptome bei Alkohol- und Drogenabhängigen durch Gabe zentral wirkender α_2-Agonisten erkennen.

Besondere Beachtung findet derzeit der α_2-Agonist Clonidin, der die Überaktivität des Sympathikus hemmt und dabei eine Vigilanzminderung hervorrufen soll, die nach Auffassung zahlreicher Autoren ohne wesentliche Bewußtseinstrübung einhergeht. Die Stimulation der α_2-Rezeptoren führt zu einer Hemmung der ungebremsten Noradrenalinfreisetzung im Entzug und damit zum Abklingen des Entzugsbildes.

Nach Täschner scheint Clonidin beim Alkoholentzugsdelir dem vielerorts verwendeten Clomethiazol überlegen zu sein. Dabei wird nicht zuletzt das Fehlen suchterzeugender, atemdepressiver und die Bronchialsekretion stimulierender Wirkungen als Vorteil angesehen. Zu beachten ist jedoch, daß Halluzinationen beim wachen Patienten durch Gabe von Clonidin nicht unterdrückt werden. Beim moderaten Alkoholentzugssyndrom sprechen Tremor, Schwitzen, Blutdruckanstieg, Angst und Spannung gut auf niedrigere Dosen Clonidin (bis 450 μg/d) an. Bei stärker ausgeprägten Alkoholentzugssyndromen sind dagegen symptomorientierte Dosisanpassungen notwendig.

Nach Hartmann und Verner hat sich die prophylaktische 'hochdosierte' Clonidintherapie bei beatmungspflichtigen Patienten mit gesicherter Alkoholanamnese im intensivmedizinischen Bereich hervorragend bewährt. Untersuchungen an Patienten, bei denen wegen einer malignen Erkrankung des Ösophagus ein Zweihöhleneingriff vorgenommen werden mußte, haben ergeben, daß unter einer mittleren Erhaltungsdosis von 1,09 mg/d Clonidin gewöhnungs- und entzugsassoziierte vegetative Symptome bei signifikant niedrigerem Analgetika- und Sedativabedarf kupiert werden können. Die Abnahme des Analgetikabedarfs kann sowohl durch die zentrale Sympathikolyse als auch durch die direkte analgetische Wirkung des Clonidins bedingt sein, welche über zentrale α_1-Rezeptoren vermittelt wird.

Nach Hartmann begünstigt das Fehlen ausgeprägter Entzugssymptome und die Einsparung an Analgetika und Sedativa bei dem ausgewählten Patientengut eine frühzeitige Spontanisierung der Atmung und die Durchführung gezielter atemtherapeutischer Maßnahmen. Damit sinkt auch das Pneumonierisiko, das bei den chronisch Alkoholkranken aufgrund einer generellen Beeinträchtigung der Immunabwehr erheblich erhöht ist.

Nach Verner verursacht Clonidin in steigender Dosierung – vermittelt über postsynaptische α_1-Rezeptoren – eine Vasokonstriktion, die dem zentralen sympathikolytischen Effekt entgegenwirkt. Bei Normovolämie sind daher gefährliche Hypotensionen auch in Anbetracht der Up-Regulation der Adrenozeptoren im Entzug nicht zu erwarten.

Bradykardien (Inzidenz 7–33 %) sind erfolgreich durch Gaben eines Parasympathikolyticums oder durch vorübergehende Dosisreduktion des α_2-Agonisten zu beherrschen. Erstmalig unter dem Clonidinregime auftretende bradykarde Herzrhythmusstörungen können auf ein Sinusknotensyndrom oder einen hypersensitiven Karotissinus hinweisen.

Die über α_2-Rezeptoren vermittelte Hemmung der orogastralen Sekretion und der Magen-Darm-Motilität korreliert nach Verner nicht mit den Clonidin-Plasmaspiegeln.

Rebound-Phänomene vegetativer Symptome werden bei ausschleichender Therapie auch nach Gabe hoher Clonidin-Tagesdosen (>4 mg/d) nicht beobachtet.

Die insgesamt günstigen Erfahrungen mit Clonidin sollten Anlaß sein, die bisherigen Behandlungskonzepte in der postoperativen Phase alkoholkranker Patienten zu überdenken.

Vom Einsatz von Alkohol in der postoperativen Phase muß dagegen abgeraten werden, da auch bei parenteralen Dosen von 7–10 g/h Ethanol der Ausbruch eines manifesten Delirs weder sicher verhindert noch ausreichend beherrscht werden kann. Zu einem Zeitpunkt, da die pathologische Hyperaktivität des ZNS durch Bahnung zunehmend fixiert wird, hilft auch die Gabe größerer Ethanolmengen nicht (Wellhöner). Weitere Argumente gegen die Alkoholmedikation bei Intensivpatienten sind: Antabus-Effekt, Potenzierung der Analgetika- und Sedativawirkung, Vasodilatation.

Wirksam ist die Delirprophylaxe durch Gabe von Alkohol bei jenen Alkoholikern, die sich ambulant kleineren Eingriffen unterziehen müssen. Kliniken und Praxen operativer Fachgebiete, in denen Alkoholiker in großer Zahl anfallen und auch schnell wieder aus der ärztlichen Aufsicht entlassen werden müssen, können nicht Entzugsstationen sein. Immer dann, wenn der Patient wieder selbst trinken und der Organismus die Alkoholmenge, die der Aufrechterhaltung des Blutalkoholspiegels dienlich ist, selbst bestimmen kann, ist die orale Zufuhr als stabilisierende Maßnahme anzusehen. Es gilt, die Alkoholzufuhr durch ärztliche Maßnahmen nicht zu verzögern.

Mit der Beschränkung der Alkoholgabe oder -zulassung auf jene Patienten, die nach kurzer Zeit ärztlicher Behandlung sich selbst überlassen bleiben und den Alkohol oral aufnehmen können, wird nicht gegen das Prinzip der Vermeidung von Alkohol zur Prophylaxe oder Therapie des Delirs verstoßen. Diese Auffassung, die vornehmlich ambulante Patienten sowie Patienten mit leichten Grunderkrankungen und Verletzungen betrifft, fand bei jenen Kollegen, die sich mit der Entzugsbehandlung bei Notfällen und dem freiwilligen Drogenentzug befassen, jedoch keine ungeteilte Zustimmung.

Intensivmedizin
und Notfallmedizin

Organ der Deutschen und der Österreichischen Gesellschaft für Internistische Intensivmedizin, der Arbeitsgruppe Neurologie der DGIIN und der Arbeitsgemeinschaft Intensivmedizin im Berufsverband Deutscher Internisten e. V.

Herausgegeben von:
H. Just (Freiburg) und H. P. Schuster (Hildesheim)

Die **Intensivmedizin + Notfallmedizin** veröffentlicht Übersichten und Originalarbeiten aus dem Gesamtgebiet der Intensivmedizin. Sie publiziert sowohl Arbeiten zur Grundlagenforschung als auch solche, die diagnostische und therapeutische Fortschritte bei akuten Versagenszuständen lebenswichtiger Organe zum Inhalt haben. Ebenfalls zur Darstellung kommen Arbeiten über Organtransplantation und -ersatz.

Darüber hinaus stehen vor allem aktuelle Fragen der Intensivmedizin im Vordergrund, also alle Probleme der Versorgung akut schwerkranker Patienten, insbesondere im Bereich klinischer Wachstationen.

Die Intensivmedizin und Notfallmedizin erscheint 8 × jährlich und ist zum Abonnementspreis von DM 320,– pro Jahr plus Porto zu beziehen. Mitglieder der DGIIN erhalten die Zeitschrift im Rahmen ihrer Mitgliedschaft kostenlos. Mitglieder der anderen genannten Gesellschaften erhalten 20 % Nachlaß.

Fordern Sie sich ein Probeheft zum Kennenlernen an.

Steinkopff   **Dr. Dietrich Steinkopff Verlag**
Postfach 11 1442, 6100 Darmstadt

Printed in Poland
by Amazon Fulfillment
Poland Sp. z o.o., Wrocław

84076098R00047